Zeit für mich

Helmut Oberlack

Tai Chi

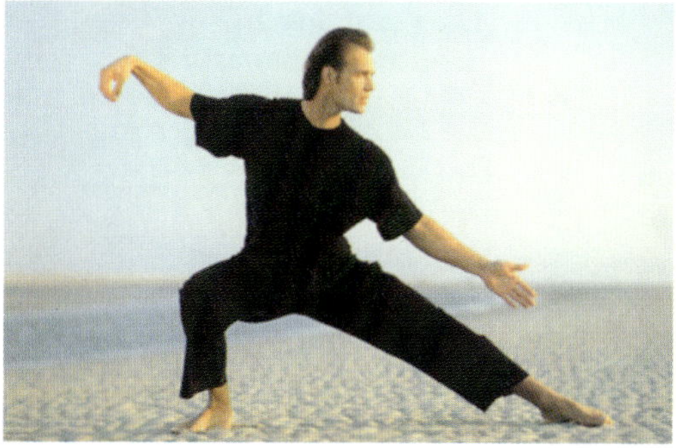

Expertenrat

- Körperliche und seelische Spannung sanft lösen
- Konzentration und Achtsamkeit steigern
- Einfache Übungen

Gondrom

Inhalt

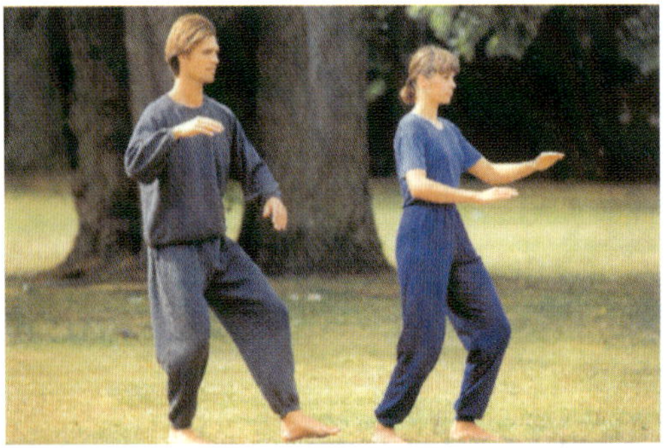

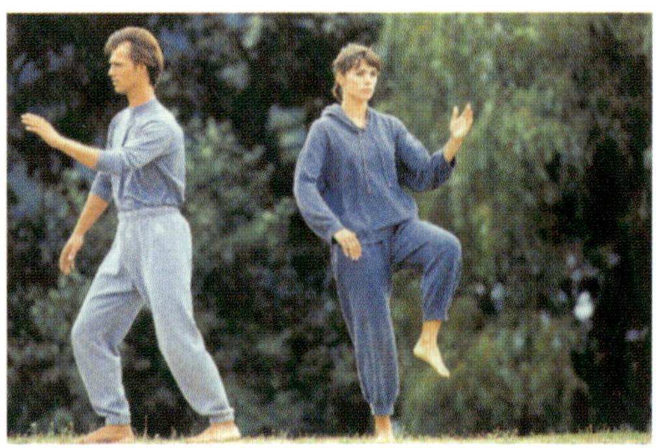

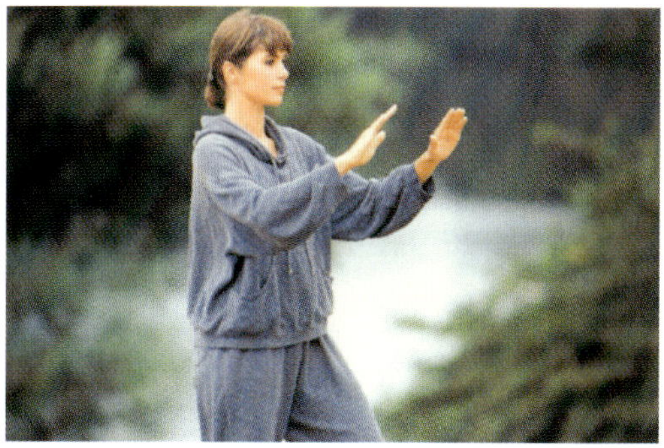

Über dieses Buch

Tai Chi (sprich: Tai Dschi) ist eine Bewegungskunst aus dem alten China, deren oberstes Ziel die Harmonisierung von Körper, Geist und Seele ist. Seit einigen Jahren findet dieses so anmutig wirkende Übungssystem auch im Westen immer mehr Anhänger.
Dieser Ratgeber wendet sich an all diejenigen, die sich einen ersten Einblick in Tai Chi verschaffen wollen. Er informiert über die Entstehungsgeschichte und die Einbettung in die traditionelle chinesische Philosophie und Medizin.
Der Hauptteil dieses Buches ist der Praxis des Tai Chi gewidmet und besteht aus reich bebilderten Übungsanleitungen. Die Übungen erfordern keine besonderen Voraussetzungen.
Der Praxisteil ist gegliedert in:

- systematsich aufgebaute, einfache Übungen, die Sie mit den Grundlagen des Tai Chi vertraut machen,
- Übungen zur Lockerung, Dehnung und zur Intensivierung der Atmung, die der Vorbereitung auf das Tai Chi dienen,
- eine kurze Tai Chi-Form, die Sie Schritt für Schritt erlernen.

Wichtiger Hinweis

Dieses Buch wendet sich an Menschen, die durch Tai Chi ihre Bewegungen harmonisieren, zu mehr Gelassenheit und Wohlbefinden gelangen, ihre Gesundheit verbessern und erhalten, ihre Lebensfreude steigern möchten. Die beschriebenen Bewegungsabläufe der alten chinesischen Bewegungskunst eignen sich sowohl für den Anfänger als Einstieg in die Methode wie auch für den Fortgeschrittenen, der seine Kenntnisse vertiefen und sich ein Übungsprogramm zusammenstellen möchte.
Jeder Leser ist aufgefordert, in eigener Verantwortung zu entscheiden, ob und inwieweit er die vorgestellten Übungen für sich nutzen kann. Insbesondere sollte dabei auf die Hinweise im Text geachtet werden, die darauf aufmerksam machen, wann die Übungen aufgrund bestehender körperlicher Erkrankungen zum Risiko werden könnten. Wenn solche Risiken nicht ausgeschlossen werden können, muß der Rat des Arztes eingeholt werden.

Ein Wort zuvor

Meine erste Begegnung mit Tai Chi ereignete sich 1981. Ein Bekannter überredete mich damals, an einem Tai Chi-Seminar teilzunehmen, und ich war sogleich fasziniert von dieser Bewegungs- und Lebenskunst. Die entspannten, ruhigen Bewegungen taten mir gut, machten mir Spaß und gaben mir eine zunächst unerklärliche Frische für den Tag.

Tai Chi strahlt eine unvergleichliche Leichtigkeit aus, aber hinter jeder Leichtigkeit steckt Übung. Wenn Sie dieses Buch lesen und anfangen, die beschriebenen Bewegungen zu üben, werden Sie bestimmt bemerken, wie schwierig es ist, sich Bewegungsabläufe aus einem Buch anzueignen. Deshalb habe ich versucht, die Bewegungsanleitungen auf das Nötigste zu beschränken. Wenn Sie ausführlicher Tai Chi lernen wollen, sollten Sie sich an einen guten Tai Chi-Lehrer in Ihrer Nähe wenden.

Viele Menschen haben Tai Chi als eine Bewegungskunst kennengelernt, die ihnen viel Spaß macht und eine gesunde Bewegungsweise schenkt. Sie alle haben mit dem ersten Schritt, dem Erlernen einer Form, einer festgelegten Folge von Bewegungen, begonnen. Ich hoffe, Ihnen genügend Anregungen und Einblicke in das Tai Chi geben zu können, so daß Sie mit Freude lernen und nicht zu denen gehören werden, die mal kurz anfangen und schnell wieder aufgeben. Wenn eine Sache dauerhaft wohl tun und Spaß bringen soll, darf man nicht glauben, sie »falle einfach vom Himmel«.

Bedanken möchte ich mich bei Christa Proksch, die mich neben Tai Chi auch eine freundliche, kritische Distanz zu dieser wunderbaren Bewegungskunst lehrte. Bedanken möchte ich mich auch bei meinen beiden chinesischen Freunden Sui Qing Bo und Lena Du Hong, die mir helfen, mein Tai Chi und Qi Gong zu verbessern. In meinen Dank einbeziehen möchte außerdem meine vielen Tai Chi-Freunde. Durch sie erlebte ich, welch große Hilfe es ist, wenn man seine Erfahrungen teilen kann.

Helmut Oberlack

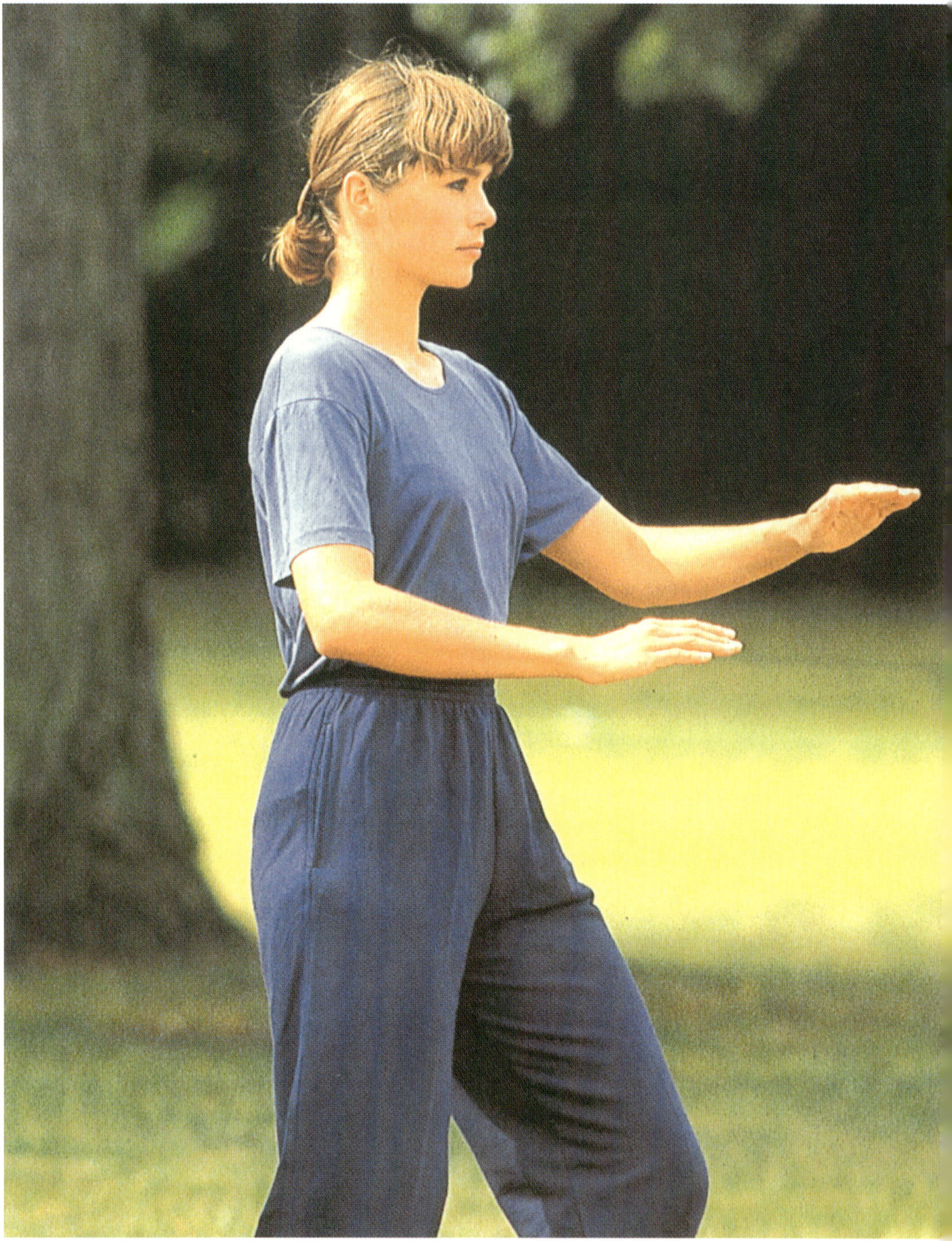

Für Körper, Geist und Seele

Tai Chi basiert auf der traditionellen chinesischen Philosophie und ist in einem kulturellen Kontext entstanden, der uns sehr fremd erscheinen mag. Doch wer beginnt, Tai Chi zu praktizieren, der findet schnell Gefallen an der auf den ersten Blick so ungewöhnlichen Weise, sich zu bewegen. Er spürt, wie gut ihm die Bewegungen tun, wie Ruhe, Entspannung und Frische entstehen – für einen westlichen Menschen genau so wie für Millionen von Chinesen. Langsame, fließende und harmonische Bewegungen sind charakteristisch für die chinesische Bewegungskunst Tai Chi.
Viele Menschen im Westen waren fasziniert von diesen Bewegungen, bevor Sie überhaupt wußten, worum es sich dabei handelt.

Bewegungskunst aus dem alten China

Menschen, die Tai Chi ausüben, haben Sie sicherlich schon einmal gesehen, zum Beispiel in einem Fernsehbericht über China, auf Fotos in einer Informationsbroschüre Ihrer Krankenkasse oder vielleicht sogar bei einem Spaziergang im Park. Sicherlich sind Ihnen die anmutigen Bewegungen aufgefallen, die vielen Drehungen und Gewichtsverlagerungen und auch die zeitlupenartigen Schritte und Tritte.

Zusammenspiel der Polaritäten

Wissen von der Wandlung aller Dinge

Tai Chi ist eine chinesische Bewegungskunst, die drei Aspekte umfaßt: Meditation, Gesundheitsvorsorge und Selbstverteidigung. Sie basiert auf dem alten Wissen der Chinesen über das Zusammenspiel der Polaritäten Yin und Yang und das Gesetz der ständigen Wandlung aller Dinge.
Yin steht für das weibliche und Yang für das männliche Prinzip des Kosmos, der Schöpfung. Ursprünglich bezeichnete Yin die Schattenseite und Yang die Sonnenseite eines Berges. Mit Yin werden Begriffe wie Erde, Nacht, dunkel, weich, kalt, leer, sinken und zurückweichen assoziiert, mit Yang hingegen Himmel, Tag, hell, hart, warm, voll, steigen und vorwärtsdrängen.

Yin und Yang bedingen sich gegenseitig, keines kann ohne das andere sein – so wie es die Nacht (Yin) nicht ohne den Tag (Yang) geben kann.
Und so wie Tag und Nacht kontinuierlich aufeinanderfolgen, sind auch Yin und Yang ständig im Wandel. Der Wandel von Yin zu Yang und von Yang zu Yin ist die Grundlage der Existenz aller Dinge.

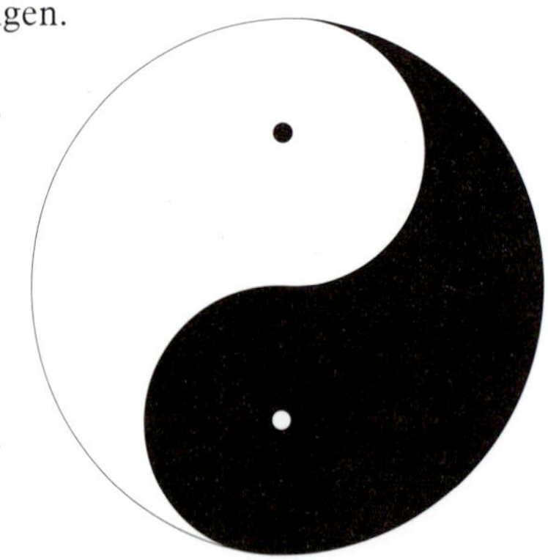

Alles, was es auf der Welt gibt, hat einen Anteil Yin und einen Anteil Yang und unterliegt somit dem Phänomen der Wandlung. Daher ist im Yin/Yang-Zeichen im Yin (schwarz) das Yang (weiß) und im Yang das Yin enthalten. Dies veranschaulicht, daß es nie nur Yin oder nur Yang geben kann.

Yin und Yang zusammen in harmonischer Wandlung bedeutet auch Tai Chi oder anders ausgedrückt: »Tai Chi ist die Mutter von Yin und Yang«, wie man in China sagt. Und das, was wir hier als Yin/Yang-Zeichen kennen, wird in China das Symbol für Tai Chi genannt.

Qi – die kosmische Energie

Der neben Yin und Yang wichtigste Begriff für die chinesische Weltanschauung ist der Begriff des Qi. Alles auf der Welt enthält Qi, die (kosmische) Energie. Ohne Qi kann nichts existieren. Aus dem Zusammenspiel von Yin und Yang und Qi entstehen die »10.000 Dinge«: Menschen, Tiere, Pflanzen, Steine, Wind, Wasser, Erde – einfach alles.

Harmonie von Yin und Yang

Yin und Yang und Qi haben dementsprechend auch Einfluß auf unsere Gesundheit. Sind Yin und Yang im Körper des Menschen in Harmonie, so kann das Qi frei und ungehindert fließen, und der Mensch ist gesund. Kommt es jedoch zu einem Ungleichgewicht von Yin und Yang, so ist der Energiefluß gestört und der Mensch krank. Daher ist es so wichtig, stets dafür zu sorgen, daß Yin und Yang in einem harmonischen Verhältnis zueinander stehen. Tai Chi ist ein Weg, dieses Ziel zu erreichen.

Eine Form ausführen

Tai Chi zu üben bedeutet, eine Folge von Bewegungen, eine »Form«, auszuführen, manche sagen auch »eine Form zu laufen«. Wörtlich übersetzt heißt Tai Chi: »Das Kämpfen (Quan, auch: Faust) nach dem Prinzip von Yin und Yang (Tai Chi).« Das Prinzip von Yin und Yang, die Wandlung, wird während der Form verwirklicht: zum Beispiel durch ständige Gewichtsverlagerungen oder durch das Heben und Senken der Arme.

Natürliche Bewegungen

Die Bewegungen beim Tai Chi sind niemals gegen den Körper gerichtet in dem Sinne, daß sie etwas Unnatürliches von ihm verlangen würden. Viele Bewegungen tragen Namen, die aus der Beobachtung von Natur und Alltag hervorgegangen sind, zum Beispiel: »Der Kranich breitet seine Flügel aus«, »Zurückschreiten und den Affen vertreiben«, »Die Laute spielen«, »Die weiße Schlange streckt ihre Zunge aus«, »Die schöne Frau am Webstuhl«, »Hände wie Wolken«.

Tausende üben Tai Chi

Tai Chi ist sehr populär geworden. Viele Tausende üben es regelmäßig und erfreuen sich an der wohltuenden Wirkung. Die große Popularität hatte zur Folge, daß mittlerweile viele verschiedene Formen unterrichtet und geübt werden, aber es ist nicht nötig, viele Formen zu beherrschen. Es reicht vollkommen, eine Form zu lernen und diese regelmäßig zu üben. Denken Sie immer daran: »Lieber weniger und richtig als viel und dafür falsch.«

Die Geschichte des Tai Chi

Wann und wie Tai Chi entstanden ist, weiß niemand genau zu sagen. Und wie so oft, wenn etwas nicht genau zu bestimmen ist, entstehen Legenden.
Die bekannteste ist die von dem daoistischen Mönch Zhang San Feng, der im 13. Jahrhundert gelebt haben soll. Dazu muß man wissen, daß in China viele Mönche in den Kampfkünsten ausgebildet waren. Zhang San Feng also beobachtete eines Tages einen Kampf zwischen einer Schlange und einem Kranich, aus dem weder ein Sieger noch ein Besiegter hervorging. Die Schlange konnte mit weichen und runden Bewegungen den schnellen und harten Attacken des Kranichs ausweichen. Und auch dem Kranich gelang es immer wieder, sich aus der Reichweite der Schlange zurückzuziehen. Zhang San Feng schloß daraus, daß man mit weichen und runden Bewegungen jeglichen noch so kraftvollen

Weiche, runde Bewegungen

Angriffen ausweichen kann, und er machte sich daran, eine neue Kampfkunst zu kreieren.
Einige Historiker behaupten hingegen, Tai Chi sei von dem Offizier Chen Wan Ting (1597 bis 1664) entwickelt worden. – Die Wahrheit wird wohl immer ungeklärt bleiben.
Als historisch gesichert kann indessen gelten, daß Tai Chi bis ins letzte Jahrhundert hinein eine geheime Kampfkunst war, die nur innerhalb der Familie Chen weitergegeben wurde. Der Kampfkunstmeister Yang Lu Chan (1799 bis 1872) war der erste, der, ohne zur Chen-Familie zu gehören, als Schüler aufgenommen wurde.

Geheime Kampfkunst

Entstehung verschiedener Stile

Tai Chi war nun keine geheime Familienkunst mehr und wurde im Laufe der Zeit immer häufiger öffentlich unterrichtet. Mehrere Meister fingen an, die gelernte Kunst zu verändern und sie der Zeit und den Umständen anzupassen. Kämpferische Elemente wurden vielfach herausgenommen, gesundheitliche und meditative Aspekte hingegen in den Vordergrund gestellt.
Es entstanden mehrere Stile, die nach den Familiennamen der jeweiligen Begründer benannt wurden. Der bekannteste ist der Yang-Stil, der auf Yang Lu Chan zurückgeht. Weitere sind der Wu-Stil, Sun-Stil, Hao-Stil und Lee-Stil. Außerdem gibt es natürlich immer noch den Stil der Familie Chen, auf den sich alle anderen Stile zurückführen lassen. Dieser Stil ist derjenige, bei dem der kämpferische Aspekt noch am deutlichsten zu erkennen ist und der nach wie vor schnelle Faustschläge und Tritte sowie zahlreiche Sprünge beinhaltet.

Kurze und lange Formen

Alle Stile haben zudem mehrere, unterschiedlich lange Formen entwickelt. Die kürzeren Formen eignen sich in der Regel für Anfänger. Sie haben zwischen 24 und 50 Bewegungen, sie auszuführen dauert 6 bis 15 Minuten. Die längeren, traditionellen Formen hingegen haben bis zu 108 Figuren, deren Ausführung bis zu 40 Minuten dauern kann.
Die Wandlung von einer Kampfkunst zu einer gesundheitlich orientierten Übung ging mit gesellschaftlichen Veränderungen einher. China war von westlichen Kolonialmächten besetzt, die ihre Interessen mit Waffengewalt durchsetzten. Die traditionellen Kampfkünste Chinas konnten gegen die »Feuerwaffen« nichts aus-

richten. Diese bittere Erfahrung mußten die Chinesen insbesondere bei dem »Boxer-Aufstand« im Jahre 1900 machen. Viele Kampfkunstmeister – von den Kolonialmächten »Boxer« genannt – glaubten, mit ihren Künsten die Armeen der Besatzer besiegen zu können. Nach der Niederschlagung dieses Aufstandes verloren die Kampfkünste ihre große gesellschaftliche Bedeutung.

Gesundheitsvorsorge mit Tai Chi

Erst in den fünfziger Jahren wurde Tai Chi in China richtig populär. Die Regierung hatte erkannt, daß man die Gesundheit der Bevölkerung mit Tai Chi relativ einfach und preisgünstig erhalten und verbessern kann. Man entwickelte eine neue, recht schnell zu lernende Form des Yang-Stils, die überall in China unterrichtet wird. Diese Form trägt den Namen der Hauptstadt: die »Peking-Form«, auch »24-Figuren-Form« genannt.

Tai Chi im Westen

In Europa und in den USA ist neben der »Peking-Form« auch eine andere Form des Yang-Stils weitverbreitet. Diese Form wurde von Cheng Man-Ching, der zuerst auf Taiwan und später als erster chinesischer Meister in den USA unterrichtete, kreiert. Auch seine Form ist relativ kurz (43 Bewegungen) und für Anfänger geeignet.
In den letzten Jahren ist auch im Westen die gesundheitliche Bedeutung des Tai Chi erkannt worden. Dazu trugen unter anderem zahlreiche Forschungen an Universitäten bei. Institutionen wie Krankenkassen, Sportvereine und Volkshochschulen bieten nun Kurse an, immer mehr Ärzte und Heilpraktiker empfehlen ihren Patienten, regelmäßig Tai Chi zu üben.

Gedanken zur Kampfkunst

In der Zeit, in der Tai Chi entstanden ist, war es von großer Bedeutung, sich bei kriegerischen Auseinandersetzungen im Zweikampf Mann gegen Mann bewähren zu können. Doch durch die Entwicklung der Waffen wurde diese Fähigkeit zunehmend unwichtiger. Heutzutage werden Kriege mit »Feuerwaffen« geführt, die über große Distanzen hinweg Menschen töten. Diese Entwicklung ist weltweit geschehen, in China wie in Europa.

Ein wesentlicher Unterschied zwischen China und Europa besteht darin, daß die Kampfkünste Teil des Lebens der buddhistischen und daoistischen Mönche waren. Nahezu jeder Mönch lernte meist mehrere Kampfkünste, einerseits um gesund zu bleiben und andererseits um sich gegebenenfalls auf seinen Wanderungen gegen Angreifer verteidigen zu können. Die buddhistische sowie die daoistische Weltanschauung betonen die Bedeutung des Lebens und der körperlichen Unversehrtheit. Daraus leitete sich der Ehrenkodex ab, daß ein Gegner in einem Kampf nicht getötet werden durfte. Es ging um eine erfolgreiche Verteidigung gegen einen Angreifer und somit um den Selbstschutz, jedoch nicht um die Tötung eines Menschen. Das Ideal war sogar, einen Angreifer von der Sinnlosigkeit seines Tuns zu überzeugen und ihn zu einem gewaltlosen Leben zu bekehren.

Selbstschutz, nicht Angriff

Welche Bedeutung kann eine Kampfkunst heute im Leben eines Europäers haben? In kriegerischen Auseinandersetzungen werden die klassischen Kampfkünste sicherlich nicht mehr eingesetzt, eventuell jedoch zur Selbstverteidigung bei Überfällen. Es gibt zur Zeit viele Kursangebote, in denen versprochen wird, in kurzer Zeit eine »effektive Selbstverteidigung für die Straße« lernen zu können. Inwieweit solche Kurse ihre Versprechungen halten können, sei dahingestellt. Sicher ist, daß Tai Chi sich dazu nicht eignet.

Geduld und Disziplin

Tai Chi hat andere Qualitäten. Das Erlernen der auf den ersten Blick doch recht kompliziert aussehenden Bewegungen ist auch eine Art »Kampf«, ein Kampf gegen und für sich selbst. Tai Chi erfordert Geduld und Disziplin – zwei Eigenschaften, die bei vielen Menschen nicht sehr ausgeprägt sind.

Kampf für sich selbst

- Geduld mit sich selbst ist nötig, um die Bewegungen in Ruhe, ohne »selbstgemachten« Streß zu üben. Beim Tai Chi lernen Sie, sich selbst nicht unter Druck zu setzen, denn sehr schnell wird Ihnen bewußt, daß Druck das Lernen der Bewegungen verhindert.
- Neben der Geduld ist die Disziplin eine weitere Qualität, die durch Tai Chi gefördert wird. Sich immer wieder die Zeit zu nehmen und die Bewegungen zu üben, ist eine große Anforderung an Ihre Disziplin. Am besten ist es, wenn Sie sich Ihren Tagesablauf so einrichten, daß eine bestimmte Zeit nur für Tai Chi reserviert ist.

Regelmäßig üben

Doch auch nur eine halbe Stunde – und soviel Zeit sollte es schon mindestens sein – regelmäßig zu üben, ist heutzutage für viele Menschen scheinbar nicht möglich, denn die Tage sind zu sehr verplant. Eine Möglichkeit wäre, entsprechend früher aufzustehen. Doch wer findet es im Bett nicht so gemütlich, daß er es freiwillig früher als unbedingt nötig verlassen will? So beginnt bereits am frühen Morgen der erste »Kampf« des Tages – vorausgesetzt, Sie gehören nicht zu den wenigen glücklichen Menschen, die morgens gerne aufstehen.
Auch wenn Sie lieber zu einer anderen Tageszeit üben möchten, müssen Sie Ihren gewohnten Tagesablauf verändern. Es bleibt Ihnen nicht erspart, einen »Kampf« zu führen, den Kampf mit Ihren Gewohnheiten und Ihrer Bequemlichkeit. Eine halbe Stunde üben zu wollen bedeutet, eine halbe Stunde weniger fernzusehen, weniger zu lesen, weniger zu arbeiten oder gar ein Hobby aufzugeben – je nach dem.
Auf den ersten Blick scheint es also nicht besonders attraktiv, regelmäßig zu üben, aber jeder, der längere Zeit Tai Chi geübt hat, wird Ihnen bestätigen, daß der Aufwand sich lohnt. Sie werden sich nach dem Üben erfrischt und angenehm erholt fühlen, und der gesamte Tag wird besser verlaufen. Am Anfang wird es sicherlich so sein, daß Sie einen »Kampf« führen werden mit Ihrer Bequemlichkeit und mit den Bewegungen, die Sie noch nicht beherrschen. Aber immer wenn Sie es schaffen zu üben, werden Sie »gewinnen«. Jedesmal wenn Sie geübt haben, werden Sie sich freuen, daß Sie geübt haben. Also: Machen Sie sich eine Freude, jeden Tag. Und mit jedem Tag werden Sie weniger zu »kämpfen« haben, um sich eine Freude zu machen.

Freude für jeden Tag

Meditation in Bewegung

Es gibt einen weiteren Grund, warum Kampfkünste zu dem Alltag der chinesischen Mönche gehörten: Es ist das Ziel, sich selbst zu »vervollkommnen«. Es gilt, den Zusammenhang von Körper und Geist kennenzulernen, zu spüren, wie der Geist den Körper und der Körper den Geist beeinflussen kann.
Kampfkünste werden auch als »Meditation in Bewegung« bezeichnet. Meditation hat das Ziel, zur eigenen Mitte, zu sich selbst zu finden – zu erkennen, wer man wirklich ist, was man wirklich will

Sich selbst vervollkommnen

und dementsprechend bewußt zu handeln. Dazu ist es wichtig, seinen Geist zu beruhigen und ihn aus den normalen, alltäglichen Denkprozessen herauszuholen.
Bewegungskünste, zu denen auch die Kampfkünste gehören, haben eine verwandtes Ziel. Der Geist wird beruhigt und aus seinen alltäglichen Gedankenmustern herausgerissen, indem die Aufmerksamkeit auf die Bewegung gerichtet wird. Man lernt, sich bewußt zu bewegen, also bewußt zu handeln. Die Form, die festgelegte Folge von Bewegungen, ist eine Lernhilfe. Man führt die Form aus und versucht, so aufmerksam wie möglich mit seinem Geist die Bewegungen zu begleiten. Das Ziel, das dahinter steht, ist natürlich, nicht nur während der Form aufmerksam zu sein, sondern bei jeder Bewegung, bei jeder Tätigkeit im Alltag.

Aufmerksamkeit schulen

Optimierung der Bewegungen

Zudem verändern Kampfkünste die Art und Weise, wie man sich bewegt. Man lernt, jede Bewegung optimal, das heißt, mit möglichst geringem Aufwand durchzuführen; jeder Mehraufwand ist eine Kraftverschwendung. Im alltäglichen Leben achten wir in der Regel nicht darauf, wieviel oder besser: wie wenig Aufwand oder Kraftanstrengung nötig ist, um eine Bewegung auszuführen.
Diese Umstellung der Bewegungsweise dauert ihre Zeit und ist auch eine Art »Kampf«, denn Ihr Körper hat Gewohnheiten, an denen er festhalten möchte. Doch jeder Körper hat auch die Fähigkeit zu lernen, und er wird Ihnen dankbar sein, wenn Sie ihm unnötige Arbeit und die damit verbundenen Anspannung abnehmen.

Wie Tai Chi auf den Menschen wirkt

Das Üben von Tai Chi hat im allgemeinen einen positiven Effekt auf den Menschen. Diesen Effekt kann man sowohl im System der Traditionellen Chinesischen Medizin als auch auf der Basis der uns besser vertrauten westlichen Medizin erklären.

Traditionelle Chinesische Medizin

Yin und Yang ausgleichen

In der chinesischen Medizin erklärt man die positiven Wirkungen des Tai Chi mit dem verbesserten Fluß des Qi, der (Lebens-) Energie und der damit zusammenhängenden Harmonie von Yin und Yang im Körper. Es gibt verschiedene Methoden, den Fluß des Qi zu verbessern.

● Die Akupunktur ist im Westen schon relativ bekannt. Bei ihr werden in die Meridiane – das sind die Leitbahnen, in denen Qi durch den Körper fließt – an bestimmten Stellen Nadeln gestochen. Je nach Art des Punktes und der Art und Weise, wie gestochen wird, kann der Qi-Fluß angeregt oder beruhigt werden.

● Bei der Akupressur werden die gleichen Punkte behandelt wie bei der Akupunktur. Allerdings werden hierbei die Punkte mit den Händen gedrückt oder massiert. Zudem bietet die Akupressur Möglichkeiten, die gesamten Meridiane zu behandeln, zum Beispiel, indem deren Verlauf nachgestrichen wird.

● Moxibustion (jap. mokusa = Brennkranz) ist eine im Westen weniger bekannte Methode aus der ostasiatischen Medizin. Dabei wird zur Erhöhung der allgemeinen Abwehrkräfte Wärme eingesetzt. Etwa pfenniggroße Kegel (Moxen) aus getrocknetem Beifuß (Artemisia vulgaris) werden an bestimmten, den Akupunkturpunkten entsprechenden Hautarealen abgebrannt.

● Auch eine gesunde Ernährung entsprechend der chinesischen Ernährungslehre, die zusammen mit der Kräuterheilkunde eine wesentliche Rolle in der chinesischen Medizin spielt, hat Einfluß auf die Lebensenergie.

Die Lebensenergie in Fluß bringen

● Die fünfte Methode umfaßt körperliche Übungen. Sie beeinflussen den Qi-Fluß durch Bewegung. Zu diesen Übungen wird neben dem Tai Chi auch »Qi Gong« gezählt (»Bücher, die weiterhelfen«, Seite 92). Qi Gong heißt übersetzt »Übung (Gong) der Energie (Qi)«. Es umfaßt Tausende von Übungsformen, die je nach Bedarf zur Therapie oder zur Vorbeugung eingesetzt werden. Qi Gong kann man unterteilen in Übungen, die das Qi allgemein kräftigen und in solche, die sehr gezielt in den Qi-Fluß eingreifen. Letztere sollten nur nach einer genauen Diagnose und unter fachkundiger Aufsicht geübt werden.

Verbesserung des Qi-Flusses durch Tai Chi

Zu den Übungen, die den Qi-Fluß verbessern, gehört auch Tai Chi. Deswegen sagen einige Leute, Tai Chi sei eine Form des Qi Gong. Andere hingegen verweisen auf den Ursprung als Kampfkunst und stellen dementsprechend Tai Chi als eigene Bewegungskunst dar. Wie dem auch sei, Tai Chi fördert den Fluß des Qi, stellt ein Gleichgewicht von Yin und Yang her und verbessert somit das allgemeine Wohlbefinden.

In den Bewegungen wechseln sich Yin und Yang ständig ab. Zum Beispiel: Wenn das linke Bein das Körpergewicht getragen hat (= Yang), wird danach das Gewicht nach rechts verlagert. Das linke Bein wird dadurch »leer« (= Yin). Das rechte Bein war zuerst »leer« und wird durch die Gewichtsverlagerung »voll« (= Yang). So wandelt sich Yang zu Yin und Yin zu Yang. Dieser Wechsel geschieht kontinuierlich nicht nur in den Beinen, sondern auch in den Armen, zwischen der Vorder- und der Rückseite des Körpers, der linken und rechten sowie der oberen und unteren Hälfte des Körpers.

- Die Bewegungen sind so angelegt, daß sie die Durchlässigkeit der Meridiane erhöhen. Die vielen Drehungen, Kreise und die entspannte Körperhaltung sorgen dafür, daß die Meridiane gedehnt und aktiviert werden.
- Die langsamen und bewußt ausgeführten Bewegungen des Tai Chi fördern zudem eine tiefe Bauchatmung. Durch diese Atemweise kann mehr »frisches« Qi aus der Umgebung aufgenommen und »verbrauchtes« Qi abgegeben werden.
- Sammelpunkt für das Qi ist das Dan Tian, das wichtigste energetische Zentrum des Menschen. Es liegt unterhalb des Bauchnabels, also in dem Bereich, in dem der Schwerpunkt des Körpers liegt und den wir als »Körperzentrum« kennen. Im Dan Tian sammelt sich das Qi, und aus ihm strömt es heraus. Beim Tai Chi ist das Dan Tian das Zentrum der Bewegungen. Alle Bewegungen gehen von hier aus. Dadurch wird der Qi-Fluß zum Zentrum hin und von ihm weg gefördert.

Dan Tian – das energetische Körperzentrum

- Ein weiterer wichtiger Effekt ist die Beruhigung des Geistes. Aufgrund des langsamen Tempos kann sich der Geist über einen längeren Zeitraum auf die Bewegungen konzentrieren, und alle Gedanken an den Alltag – der vielleicht mit Problemen behaftet sein mag – verschwinden. Dies hat zur Folge, daß sich der Geist, der durch unseren heutigen Lebensstil viel zu sehr gefordert wird, ausruhen kann.

In China wird unterschieden zwischen einem »angeborenen Geist« (Yuan-Shen) und einem »angelernten Geist« (Shi-Shen). Der »angeborene Geist« reguliert die Grundfunktionen des Körpers, die für das reine Überleben wichtig sind, zum Beispiel Atmung, die Tätigkeit der inneren Organe und die Selbstheilungskräfte des Körpers. Der »angelernte Geist« hingegen ist zuständig für die gesellschaftliche Organisation des Lebens. Dazu zählen die Arbeit, das soziale Verhalten, planerische Leistungen, Entscheidungen, rationale Überlegungen – all das, was uns »alltagstauglich« macht. Meistens überwiegt die Aktivität des »angelernten Geist«, der dem anderen nicht genug Raum zur Entfaltung gibt. Das Verhältnis der beiden ist also nicht harmonisch. Während des Übens von Tai Chi tritt der »angelernte Geist« in den Hintergrund und der »angeborene« kann sich entfalten. Somit wird das Verhältnis harmonisiert.

Den Geist harmonisieren

Aus der Sicht westlicher Medizin

Betrachtet man Tai Chi aus der Sicht der westlichen Medizin, so lassen sich auch in diesem Medizinsystem die positiven gesundheitlichen Effekte erklären:

- Die entspannte Körperhaltung fördert die Zirkulation des Blutes sowie den damit verbundenen Stoffwechsel des Körpers.
- Die Körperhaltung hat zur Folge, daß nur die für eine Bewegung wirklich notwendige Muskulatur eingesetzt wird. Alle anderen Muskeln sind entspannt. So wird ein unnötiger Muskeleinsatz vermieden, und der Körper steht nicht unter einer permanenten Anspannung, die zum Beispiel die Tätigkeit der Organe oder den Fluß des Blutes in den Gefäßen beeinträchtigen kann.
- Ein weiterer positiver Effekt für die Funktion des Kreislaufes wird durch die leicht gebeugten Knie und die ständige Verlagerung des Gewichtes von einem Bein auf das andere erzielt. Die leichte Beugung der Knie stärkt die Muskulatur der Beine, und die Gewichtsverlagerungen bedingen einen ständigen Wechsel von Anspannung und Entspannung der Muskulatur. Der Fluß des Blutes in den Venen zum Herzen hin wird durch das Zusammenziehen der Muskeln, die Muskelpumpe, unterstützt. Diese Hilfe ist im

Wechsel von Spannung und Entspannung

unteren Bereich des Körpers besonders notwendig, denn von dort muß das Blut über eine relativ weite Strecke gegen die Schwerkraft zurück zum Herzen gepumpt werden.

- Zahlreiche gesundheitliche Probleme resultieren aus einer Fehlhaltung der Wirbelsäule (vorwiegend Hohlkreuz im Bereich der Lendenwirbel und/oder Rundrücken im Bereich der Brustwirbel) und den damit verbundenen Verspannungen der Rückenmuskulatur. Dazu zählen eine übermäßige Belastung der Bandscheiben, die bis zum Bandscheibenvorfall führen kann, und eine Beeinträchtigung der Funktion der Nervenbahnen, die im Rückenmarkskanal innerhalb der Wirbelsäule verlaufen und an den Wirbelkörpern heraustreten. Die aufrechte Körperhaltung beim Tai Chi wirkt dem entgegen, so daß sich bei vielen Menschen solche Fehlhaltungen und die damit verbundenen Probleme durch das Üben von Tai Chi bessern.

Aufrichtung der Wirbelsäule

- Alle Gelenke werden nur ihren anatomischen Möglichkeiten entsprechend gefordert und nicht wie bei vielen Sportarten überfordert. Die Langsamkeit der Bewegungen bewirkt, daß Knochen, Muskeln und Sehnen die Bewegung ausführen können, ohne durch eine plötzliche Beanspruchung überlastet zu werden. Die Folge kann sein, daß sich rheumatische Beschwerden bessern oder – trotz erblicher Veranlagung – nicht oder erst später auftreten.
- Beim Stand wird darauf geachtet, daß die Füße in einer anatomisch vernünftigen Art und Weise aufgesetzt werden, insbesondere daß das Fußgewölbe auch ein »Gewölbe« ist und nicht platt auf dem Boden liegt (Seite 32). Bei vielen Menschen bessern sich deshalb die typischen Fußkrankheiten wie Platt- oder Knick-, Senk- und Spreizfüße. Es ist von Vorteil, Tai Chi barfuß oder mit Schuhen ohne vorgeformte Fußsohle zu üben. Auf diese Weise kann man das richtige Aufsetzen der Füße besser trainieren.
- Die tiefe Bauchatmung fördert die Aufnahme von frischer Luft, also von Sauerstoff, und die Abgabe von verbrauchter Luft, also von Kohlendioxyd aus dem Körper. Interessanterweise ist eine Bedeutung von Qi »Atem«. Bei einer tiefen Bauchatmung senkt und hebt sich das Zwerchfell mit jeder Ein- beziehungsweise Ausatmung sehr viel stärker, als es dies bei einer oberflächlichen Atmung tut. Zudem verstärkt sich auch die Bewegung der Bauchdecke nach innen und nach außen, wodurch der Bauchraum eine »Massage« bekommt, die wohltuend auf die inneren Organe wirkt.

Vertiefung der Atmung

● Die Bewegung des Zwerchfells hat auch positive Auswirkungen auf das von uns nicht direkt beeinflußbare vegetative Nervensystem, das speziell die Funktionen der inneren Organe aufeinander abstimmt. Im Bereich dieses vegetativen Nervensystems stimmen zwei funktionell gegensätzlich Systeme, nämlich Sympathikus und Parasympathikus, die unwillkürlich ablaufenden Reaktionen des Körpers aufeinander ab. Vereinfachend kann man sagen, daß der Sympathikus eher energieentladende Abbaufunktionen des Körpers und der Parasympathikus eher energieeinsparende, der Erholung und dem Aufbau des Körpers dienende Funktionen hervorruft. So beschleunigt der Sympathikus zum Beispiel Herzschlag und Atmung und läßt den Blutdruck ansteigen, während der Parasympathikus Herzschlag und Atmung verlangsamt und Drüsentätigkeit und Darmbewegung in Gang bringt. Das Senken des Zwerchfells stimuliert den Sympathikus, das Heben hingegen den Parasympathikus. Dadurch gelangt das vegetative Nervensystem ins Gleichgewicht.

Positive Auswirkungen auf das Nervensystem

● Das zentrale Nervensystem ist das wichtigste System im Körper, denn es regelt alle lebenswichtigen Funktionen wie Atmung, Kreislauf, Verdauung, Stoffwechsel und Drüsentätigkeit. Gesteuert wird das zentrale Nervensystem von der Großhirnrinde, die durch äußere Reize wie Licht und Geräusche aktiviert wird, aber auch Ruhepausen braucht. Heutzutage wirken zu viele äußere Reize auf die Großhirnrinde und gönnen ihr keine ausreichenden Ruhepausen. Eine übermäßige psychische Belastung, verursacht durch Leistungsdruck, Versagensängste, Zeitdruck und andere Streßfaktoren, tut das ihre dazu. Die Folgen sind funktionelle Beeinträchtigungen des Organismus, die sich zum Beispiel in Krankheiten wie Magengeschwüren, Asthma, Schleimhautentzündungen zeigen können. Die langsamen und konzentriert ausgeführten Bewegungen des Tai Chi haben eine beruhigende Wirkung auf die Großhirnrinde und helfen, deren Funktion zu normalisieren.

Massage für die Organe

● Auch auf die Verdauung wirkt Tai Chi positiv. Die entspannte und aufrechte Körperhaltung ermöglicht es allen Organen des Verdauungssystems und den Nieren, unbedrängt an ihren Plätzen zu liegen und zu arbeiten. Die Bewegungen des Körpers und des Zwerchfells »massieren« diese Organe sozusagen und unterstützen sie – in Verbindung mit einem gut funktionierenden vegetativen Nervensystem – in ihrer Tätigkeit. Die Nahrung kann vom Organismus besser aufgenommen und verarbeitet werden. Dadurch werden viele Krankheiten, die ihre Ursache in Verdauungsstörungen haben, verhindert oder deren Heilung wird gefördert.

Verdauung wird angeregt

In der Literatur werden zahlreiche Krankheiten angegeben, bei denen Tai Chi hilfreich sein kann, unter anderem Herzleiden, Durchblutungsstörungen, hoher oder niedriger Blutdruck, Asthma, Tuberkulose, Verdauungsstörungen, Magengeschwüre, Nierenentzündungen, Drüsenerkrankungen, Schleimhautentzündungen, Erkrankungen der Lymphe, Nervosität, Schlaflosigkeit, Mattigkeit, Knochenschwund, Fußschwäche, Rheuma, Schmerzen, Muskelschwäche, Impotenz und Frigidität.

Auswirkungen auf den Alltag

Tai Chi wirkt nicht nur auf der körperlichen Ebene auf den Menschen. Viele Erlebnisse, die Sie beim Lernen und Üben haben werden, können Ihnen helfen, Ihr alltägliches Leben besser zu bewältigen und sich selbst besser kennenzulernen.

- Wenn Sie zum ersten Mal eine Tai Chi-Form sehen, werden Sie vielleicht denken: »Das lerne ich nie!« Nahezu jeder, der mit Tai Chi begonnen hat, wird so am Anfang gedacht haben – und gelernt hat er es trotzdem. Sie werden positiv von sich überrascht sein. Aber es wird Ihnen dabei kaum erspart bleiben, hin und wieder einen Rückschlag einzustecken. Sie sehen eine kleine Bewegung bei Ihrem Tai Chi-Lehrer und sagen sich: „Das ist ja nun kein Problem.“ Dann üben Sie und üben Sie, und es will Ihnen nicht gelingen. Sie haben keine Erklärung dafür, aber Sie müssen sich eingestehen, daß Sie es einfach nicht schaffen – zumindest heute nicht. Beim nächsten Mal ist es vielleicht ganz einfach: Und siehe da – Sie haben es. Positive und negative Erfahrungen werden Ihren Weg des Lernens begleiten. Und das ist Ihre Chance, eine Menge über sich zu erfahren. Sie lernen sich selbst, Ihren Körper, Ihren Geist und Ihre Verhaltensweisen besser kennen.

Sich selbst besser kennenlernen

- Das Erlernen von Tai Chi erfordert Geduld, genaues Hinsehen, Gelassenheit und zielgerichtetes Handeln – alles Eigenschaften, die im alltäglichen Leben oft hilfreich sind. Sie werden lernen zu sehen, an welchem Punkt Sie gerade sind, und welcher Schritt gerade jetzt möglich ist. Sie werden lernen, nichts zu überstürzen, den richtigen Zeitpunkt abzuwarten und dann entsprechend zu handeln.

- Das bewußte Bewegen von Körperzentrum und Gliedmaßen wird Ihre Koordinationsfähigkeit fördern. Die Langsamkeit und Natürlichkeit der Bewegungen läßt Sie geschmeidiger werden.

Konzentrationsfähigkeit wird gesteigert

- Das Üben von Tai Chi wird auch Ihre Konzentrationsfähigkeit verbessern. Schritt für Schritt, Figur für Figur, die Sie neu erlernen, wird der Ablauf, den Sie üben können, länger. Mit jeder Minute, die Sie üben, tun Sie etwas für Ihre Konzentrationsfähigkeit, was Ihnen sicherlich auch bei Ihrer Arbeit, Ihren Hobbys und anderen Tätigkeiten zugute kommen wird.

Wann Sie nicht oder nur wenig üben sollten

Das Üben von Tai Chi ist im allgemeinen für alle Menschen gefahrlos. Dennoch gibt es einige Punkte, die es ratsam machen, das Üben einzuschränken.

Vorsicht bei Knie- und Hüftproblemen

- Wenn Ihre Knie nicht gesund sind (zum Beispiel Meniskusschaden, schwache Bänder, lädierte Kniescheibe, Verschleißerscheinungen) oder Sie starke O- beziehungsweise X-Beine haben, sollten Sie sehr vorsichtig und nur kurze Zeit üben. Die typische Körperhaltung mit leicht gebeugten Knien und relativ lange Phasen, in denen nur ein Bein das gesamte Körpergewicht zu tragen hat, bringt gerade in den ersten Wochen des Übens eine ungewohnte Belastung der Beine und insbesondere der Knie mit sich, die zu Schmerzen führen kann. Sollten Sie Knieprobleme haben, ist es für Sie besonders wichtig, auf die richtige Stellung der Knie zu den Füßen zu achten (Seite 33). Dadurch können Sie anfängliche Knieschmerzen vermeiden.
- Ähnliches gilt auch, wenn Ihre Hüftgelenke Fehlstellungen oder Verschleißerscheinungen aufweisen. Achten Sie in diesem Fall sehr sorgfältig auf die richtige Stellung vom Hüftgelenk zu den Füßen (Seite 31 ff.).
- Wenn Sie einen geschwächten Kreislauf haben und es Ihnen schwerfällt, längere Zeit zu stehen, können Sie von der positiven Wirkung des Tai Chi auf den Kreislauf profitieren. Allerdings

sollten Sie darauf achten, öfter mal eine Pause zu machen. Gerade in der Anfangsphase, in der das Erlernen der Figuren sehr viel Aufmerksamkeit erfordert, kann es passieren, daß man sich durch das lange Stehen überfordert.

- Gleiches gilt, wenn Sie eine geschwächte Muskulatur, insbesondere der Beine, haben.
- Bei akuten fieberhaften Erkrankungen benötigt der Körper in erster Linie Ruhe. In dieser Zeit sollten Sie nicht Tai Chi üben.
- Bei einer Risikoschwangerschaft sollten Sie nur in Absprache mit dem behandelnden Arzt Tai Chi üben. Ansonsten können Sie aber bei einer normal verlaufenden Schwangerschaft unbedenklich üben und sollten lediglich auf Übungen verzichten, bei denen Sie lange unbeweglich stehen müssen.

Vorsicht bei chronischer Erkrankung und Risikoschwangerschaft

Um möglichen Mißverständnissen vorzubeugen, sollten auch die folgenden beiden Punkte beachtet werden:

- Tai Chi ist kein Ausdauertraining des Kreislaufes wie Joggen oder Radfahren, bei dem die Pulsfrequenz steigt. Es kann ein (ärztlich) angeratenes Ausdauertraining nicht ersetzen. Tai Chi entlastet aber den Kreislauf von unnötiger Anstrengung und ist deshalb eine gute Ergänzung zu einem solchen Training.
- Tai Chi hat zwar einen positiven Effekt auf die Seele, dennoch ist es keine Psychotherapie. Inwieweit es unterstützend eingesetzt werden kann, hängt vom Einzelfall ab.

Bitte beachten Sie

Tai Chi ist trotz der zahlreichen positiven Wirkungen auf Gesundheit und Wohlbefinden keine Therapie. Bei allen körperlichen oder psychischen Erkrankungen sollten Sie deshalb unbedingt mit Ihrem behandelnden Arzt, Heilpraktiker oder Therapeuten erörtern, ob es für Sie förderlich ist, derzeit Tai Chi zu üben.

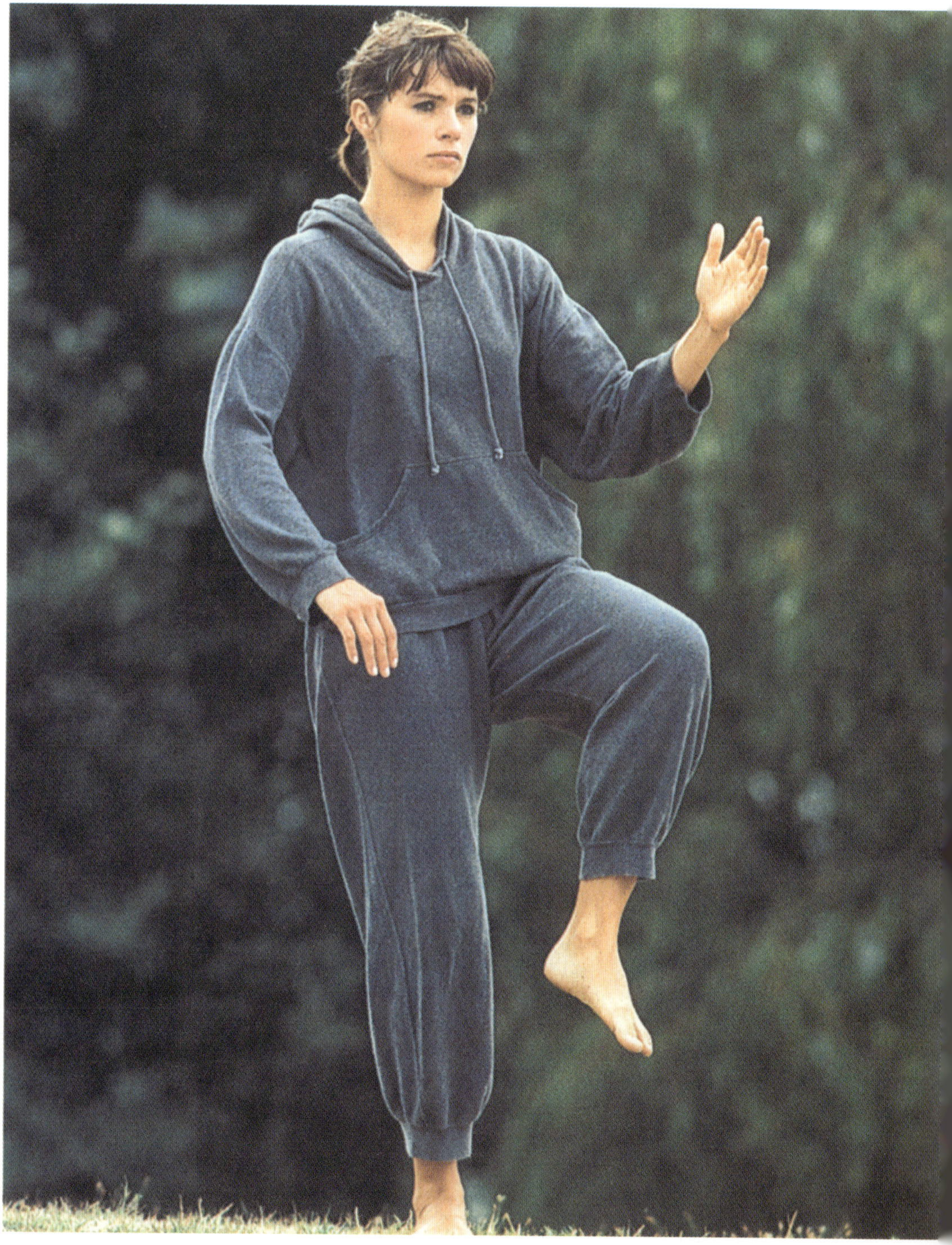

Spielerisch die richtige Form finden

Mit kleinen Schritten und einfachen Bewegungen nähern Sie sich einem großen Ziel: dem Praktizieren der Tai Chi-Form. Diese Schritte erfordern Geduld. Nur wer geduldig übt und mit kleinen Schritten beginnt, wird das Ziel erreichen.
Und noch eins ist wichtig: Setzen Sie sich nicht unter Druck beim Üben. In China nennt man das Üben von Tai Chi auch »Tai Chi spielen«.
Doch: Ohne Fleiß kein Preis – dieses nicht-chinesische Sprichwort trifft auch auf das Tai Chi zu. Leichtigkeit, Harmonie und Entspannung müssen geübt werden. Von alleine stellen sie sich nicht ein.

Vorbereitungen

Bevor Sie mit dem Erlernen der Tai Chi-Form beginnen, sollten Sie einige Hinweise beachten, die Ihnen das Üben erleichtern.

- Essen Sie nicht direkt vor dem Üben. Ihr Magen sollte nicht gefüllt sein, Sie sollten aber auch nicht hungrig sein.
- Gehen Sie vor dem Üben zur Toilette.
- Schließen Sie die Tätigkeit, mit der Sie vor dem Üben beschäftigt waren, in Ruhe ab, damit Sie beim Üben nicht daran denken müssen.

Die Bekleidung

Lockere Kleidung tragen

- Tragen Sie lockere Kleidung, die Ihre Bewegungen nicht einengt. Jogging-Anzüge oder weit geschnittene Hosen und Hemden sind empfehlenswert. Sie brauchen sich aber keine besondere Kleidung für Tai Chi zu kaufen.
- Üben Sie barfuß oder auf Socken, damit Sie den Boden unter Ihren Füßen gut spüren können. Benutzen Sie dabei gegebenenfalls eine rutschfeste Unterlage. Falls Sie lieber Schuhe tragen möchten, achten Sie darauf, daß diese möglichst leicht sind und ein flaches, nicht vorgeformtes Fußbett haben.

Der Übungsort

- Schaffen Sie sich in Ihrer Wohnung eine ausreichend große, freie Fläche, etwa drei Meter lang und zwei Meter breit. Richten Sie das Zimmer schön ein, so daß Sie sich dort wohl fühlen. Öffnen Sie ein Fenster, und lassen Sie frische Luft herein.
- Noch besser wäre es, wenn Sie an einem schönen Platz draußen üben könnten. In einem Park oder einer Grünanlage in Ihrer Nähe oder im Garten finden Sie sicherlich einen geeigneten Platz.

- Bei Regen, starkem Wind oder großer Kälte sollten Sie nicht draußen üben. So lange es nur etwas kühl ist, können Sie sich aber mit warmer Kleidung, die Ihre Bewegungsfreiheit nicht einschränkt, schützen. Wenn Sie schnell kalte Hände bekommen, können Sie auch Handschuhe anziehen.

Es ist auch nicht sinnvoll, bei zu großer Hitze zu üben. Die Konzentrationsfähigkeit ist dann eingeschränkt, und es kann außerdem zu Kreislaufbeschwerden kommen.

Die Übungszeit und -dauer

- Planen Sie in Ihren Tagesablauf eine feste Zeit zum Üben ein. Diese Regelmäßigkeit wird Ihnen helfen, auch Phasen der Lustlosigkeit zu meistern.

Regelmäßig morgens und abends üben

- Die beste Tageszeit zum Üben ist der frühe Morgen – vor einem ausführlichen Frühstück. Es empfiehlt sich, zuvor nur eine Tasse Tee zu trinken und eventuell eine Kleinigkeit zu essen, damit kein Hungergefühl entsteht. Wenn Sie regelmäßig morgens üben, werden Sie den Tag mit mehr Energie beginnen.
- Prinzipiell können Sie zu jeder beliebigen Tageszeit üben. Neben dem Morgen eignet sich jedoch vor allem der Abend. Abends, wenn Sie Ihr Tagwerk erledigt haben, ist es auf jeden Fall leichter, sich auf die Übungen zu konzentrieren als mitten am Tag.

Mindestens zwanzig Minuten üben

- Die Übungsdauer sollte mindestens zwanzig Minuten betragen. Verlängern Sie diese Zeit nach Belieben, solange Sie sich dabei gut fühlen und Spaß daran haben.

Wie lange Sie brauchen werden, um die Tai Chi-Form zu lernen, hängt natürlich davon ab, wie oft und wie intensiv Sie üben können. Es versteht sich von selbst, daß Sie schneller lernen, wenn Sie regelmäßig und mehrmals pro Woche üben. Wenn Sie dreimal pro Woche jeweils eine Stunde lang üben, werden Sie den Ablauf der Form nach etwa zwölf Wochen beherrschen. Diese Zeitangabe kann nur ungenau sein, da natürlich auch das Bewegungstalent eines jeden eine Rolle spielt.

Mit Freude üben

- Üben Sie zusammen mit Freunden und Bekannten. Zusammen bringt es meist mehr Spaß, und man motiviert sich überdies gegenseitig.

Zwanghafter Ehrgeiz verhindert den Fortschritt

- Das Üben sollte Freude machen. Es hat keinen Sinn, mit zwanghaftem Ehrgeiz an das Lernen von Tai Chi heranzugehen. Dies ist im Gegenteil die beste Voraussetzung, um einen Fortschritt zu verhindern.

Wenn Sie sich zum Beispiel vornehmen, jeden Tag eine Stunde zu üben, so ist das großartig. Wenn Sie es auch einhalten können, ist es noch besser. Aber wenn Sie es dann eines Tages mal nicht schaffen zu üben, weil ausnahmsweise eine dringende Angelegenheit dazwischengekommen ist, so ist das auch kein »Beinbruch«.

Üben nach Musik

■ Wenn Sie wollen, können Sie beim Üben auch Musik hören. Sie sollte »langsam und tragend« sein. In China wurde bereits vor einigen Jahren eine eigene Musik für Tai Chi komponiert, die dort morgens in den Parks zu hören ist. Mittlerweile gibt es auch in Deutschland Compact Disks oder Musikkassetten, die in ihrem Titel den Begriff »Tai Chi« tragen.
Das Üben nach Musik ist allerdings nicht zu empfehlen, solange Sie noch dabei sind, die Form zu erlernen.

Der Übungsablauf

Gehen Sie die Grundübungen (ab Seite 30) Schritt für Schritt durch. Dort erkläre ich Ihnen die Grundlagen der Tai Chi-Bewegung, die Sie mit Hilfe von einfachen Übungen »am eigenen Leib erfahren« können. Ein möglichst sorgfältiges Durcharbeiten der Grundübungen wird Ihnen beim Erlernen der Tai Chi-Form eine große Hilfe sein.

Auch das dritte Kapitel, in dem einige Vorübungen und die Tai Chi-Form erläutert werden (Seite 58), sollten Sie Schritt für Schritt durchgehen. Beginnen Sie mit der ersten Figur der Tai Chi-Form, und erst dann, wenn Sie diese verstanden und solange geübt haben, daß Sie in der Lage sind, sie auswendig auszuführen, gehen Sie weiter zur zweiten Figur. Wenn Sie die zweite Figur üben, beginnen Sie dabei in der Endstellung der ersten. Denken Sie auch daran, die erste Figur immer zu wiederholen, damit Sie sie nicht vergessen und sie mit der zweiten Figur verbinden können.

Gelerntes stets wiederholen

Wenn Sie beide Figuren hintereinander ausführen können, ohne ins Buch schauen zu müssen, ist es Zeit für das Einüben der dritten Figur. Auch diese üben Sie wiederum aus der Endstellung der zweiten Figur heraus und verbinden sie dann mit den beiden ersten Figuren.

In dieser Art arbeiten Sie sich durch die insgesamt elf Figuren hindurch, bis Sie sie alle fließend hintereinander ausführen können.

Wiederholen Sie in jeder Übungsstunde die bereits gelernten Figuren, nehmen Sie erst dann eine neue Figur hinzu, wenn Sie sich sicher fühlen.
So können Sie Schritt für Schritt, Figur für Figur die gesamte Form lernen.

■ Beim Lernen der Tai Chi-Figuren werden Sie öfter auf Bewegungen stoßen, die Sie bei den Grundübungen bereits kennengelernt haben. An solchen Stellen kann es hilfreich sein, diese Übungen zu wiederholen, vor allem dann, wenn Sie Schwierigkeiten bei der betreffenden Figur haben.
Sowohl die Grundübungen als auch die Tai Chi-Figuren sollten fließend hintereinander – ohne Pausen – ausgeführt werden. Beim Lernen werden Sie sich allerdings anfangs noch recht »abgehackt« bewegen. Dies ist normal und unabhängig davon, ob Sie Tai Chi aus einem Buch oder bei einem Lehrer lernen. Mit zunehmender Übung wird es Ihnen immer besser gelingen, das »Abgehackte« fließend miteinander zu verbinden und so dem Fluß des Tai Chi auf die Spur zu kommen.

Das Tempo bestimmen Sie selbst

■ Das Tempo Ihres Voranschreitens bestimmen Sie selbst. Denken Sie dabei bitte daran, daß es nicht darauf ankommt, möglichst schnell den Ablauf der Form zu beherrschen, sondern darauf, alle Einzelheiten und gerade auch die Grundübungen möglichst genau zu üben, um die Prinzipien des Tai Chi wirklich zu verstehen.

Die Grundlagen der Tai Chi-Bewegung

Die Bewegungen des Tai Chi sind langsam und anmutig. Auf viele Menschen, die sie zum ersten Mal sehen, wirken die Bewegungen befremdlich und faszinierend zugleich. Manche vergleichen sie mit einem Tanz, weil sie so leicht und locker erscheinen, andere sprechen ihnen etwas Geheimnisvolles zu. Aber es gibt kein Geheimnis dabei – es sei denn, Natürlichkeit ist eins.

Viele Menschen – im Westen wie im Osten – haben die natürliche Bewegungsweise verlernt. Jedes Baby und jedes kleine Kind bewegt sich noch natürlich, doch die meisten Menschen verlieren diese Fähigkeit spätestens dann, wenn sie erwachsenen werden.

Zurückfinden zu einer natürlichen Bewegungsweise

Um zur natürlichen Bewegungsweise zurückzufinden, bedarf es einer guten Portion Geduld und einiger Übung. Außerdem muß man wissen, was eine natürliche Bewegung auszeichnet: Entspanntheit, wenig Krafteinsatz und die Beteiligung des gesamten Körpers.

Man kann die Tai Chi-Bewegungen in einzelne Bestandteile untergliedern:

- die Grundhaltung des Körpers,
- die Gewichtsverlagerung,
- die Drehung,
- die Armbewegungen,
- die Handhaltungen,
- das Schreiten,
- die Standpositionen.

Die einzelnen Teile können separat geübt und dann zu der Gesamtbewegung zusammengesetzt werden. Dies ist eine Möglichkeit des Lernens, mit der die meisten Menschen im Westen nach meiner Erfahrung gut zurechtkommen.

Die Grundhaltung

Eine entspannte Körperhaltung ist die Grundlage jeder natürlichen Bewegung und damit auch die der Tai Chi-Bewegung. Deswegen sollten Sie zunächst die typische Körperhaltung des Tai Chi erlernen: den entspannten, aufrechten Stand.

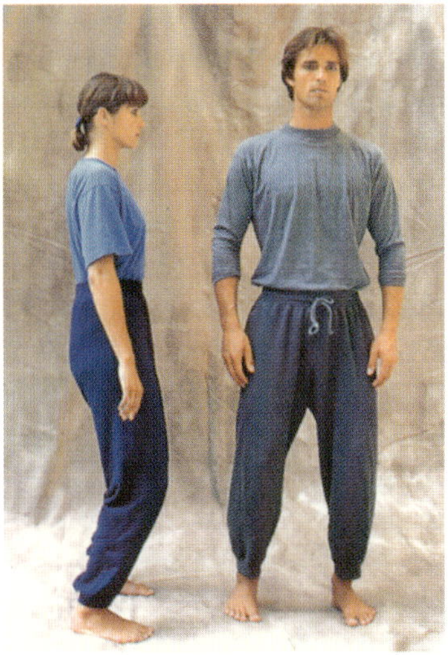

Grund-
haltung (1)

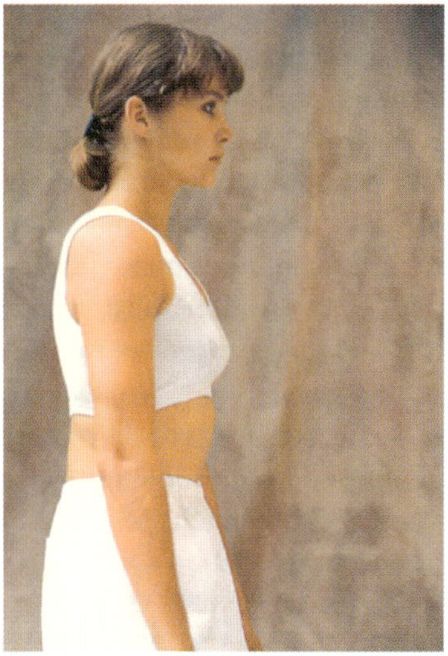

Senkrechte
Wirbelsäule
(2)

▶ Stellen Sie sich aufrecht hin, die Füße parallel nebeneinander. Der Abstand der Füße entspricht der Breite Ihrer Schultern, die Zehen zeigen nach vorne. Das Körpergewicht ruht gleichmäßig auf beiden Füßen (1).

● Gehen Sie ein wenig in die Knie. Die Knie sind leicht und bequem nach vorne gebeugt. Drücken Sie sie keinesfalls nach hinten durch.

● Auch die Hüftgelenke sind leicht gebeugt. Das Becken ist möglichst senkrecht aufgerichtet. Schieben Sie die oberen Lendenwirbel etwas nach hinten, so daß Ihr Steißbein infolge dieser Bewegung nach unten sinkt. Ziel ist es, die gesamte Wirbelsäule, vom Steißbein bis zur Halswirbelsäule, möglichst senkrecht zu halten (2).

● Konzentrieren Sie sich auf den Rumpf, und verfolgen Sie das Ziel, Ihre Wirbelsäule möglichst senkrecht zu halten, konsequent weiter. Versuchen Sie in Gedanken, Wirbel für Wirbel, angefangen beim Becken bis zum Hals, senkrecht aufeinanderzusetzen.

Insbesondere im Bereich der Lendenwirbel, wo wir normalerweise eine leichte Biegung nach innen beziehungsweise vorne (Lordose) haben, fällt es Ihnen zu Beginn wahrscheinlich nicht leicht, die geforderte Haltung einzunehmen. Doch dazu gibt es einen Trick:

Die Grundlagen der Tai Chi-Bewegung

▶ Stellen Sie sich mit dem Rücken an eine Wand in Ihrem Zimmer, so daß Gesäß und Schultern die Wand berühren. Die Füße stehen in schulterbreitem Abstand parallel zueinander und sind etwa eine halbe Fußlänge von der Wand entfernt. Ihre Knie sind leicht gebeugt.

● Versuchen Sie, mit Ihren Lendenwirbeln die Wand zu berühren. Vielleicht schaffen Sie es auf Anhieb.

Die Wirbelsäule aufrichten

● Gehen Sie bewußt in ein starkes Hohlkreuz. Der Abstand zwischen Ihrem Rücken und der Wand vergrößert sich.

● Versuchen Sie jetzt wieder, mit den Lendenwirbeln die Wand zu berühren.

Schaffen Sie es? Zumindest kommen Sie der Wand sicher etwas näher. Das Resultat ist eine senkrechte Wirbelsäule.

Versuchen Sie, den Rumpf weitestgehend zu entspannen und dabei die senkrechte Haltung beizubehalten. Lassen Sie Ihre Schultern hängen, und entspannen Sie bewußt den Brustkorb und den Bauch. Sobald Sie sich ein wenig an die Haltung gewöhnt haben, machen Sie einen kleinen Schritt nach vorne, also von der Wand weg, ohne die Körperhaltung zu verändern!

Jetzt haben Sie bereits die Tai Chi-Haltung eingenommen. Um sie abzurunden, bleiben nur noch ein paar Kleinigkeiten zu tun:

▶ Der Kopf ist aufrecht, der Scheitelpunkt zeigt nach oben, die Augen schauen waagerecht geradeaus, ohne einen Punkt zu fixieren. Die Arme hängen locker herab, mit ein wenig Abstand zum Körper, so daß unter den Achselhöhlen noch ein bißchen Platz für ein kleines Luftkissen bleibt.

Behalten Sie diesen Grundstand des Tai Chi jetzt für ein paar Minuten bei.

■ Achten Sie beim Grundstand vor allem auf folgende Punkte:

Stellung der Füße

● Beim Stehen haben die Fersen, die Außenseiten der Fußsohlen, die Ballen und die Zehen guten Bodenkontakt. Die Innenseite des Fußes, das Fußgewölbe, berührt den Boden hingegen nicht.

Das ist sehr wichtig für Ihre Gesundheit; ein konsequentes Üben dieses Standes kann Fehlstellungen der Füße wie Platt-, Senk- und/oder Knickfüße korrigieren. Jede dieser Fehlstellungen wirkt sich nicht nur negativ auf die Füße aus, sondern hat auch Konsequenzen für die Stellung der Knie, der Hüfte und der Wirbelsäule.

● Die Knie sind soweit gebeugt, daß sie senkrecht über dem Spann stehen (**3**). Achten Sie darauf, daß sie nicht nach innen fallen oder zu weit nach vorne über die Zehen hinausragen, weil sich das negativ auf Ihre Knie auswirken könnte!

Knie senkrecht oberhalb des Spanns (3)

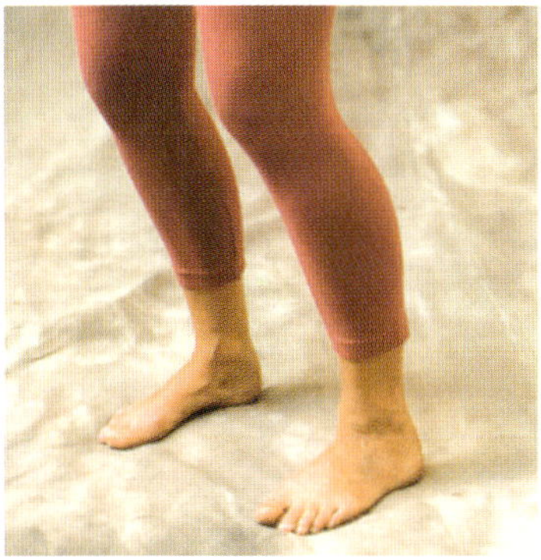

Zugegebenermaßen ist diese Haltung etwas gewöhnungsbedürftig, und hin und wieder müssen Sie bestimmt mal die Beine etwas ausschütteln. Versuchen Sie, diesen Grundstand so oft wie möglich zu üben. Viele alltägliche Beschäftigungen können Sie in diesem Stand verrichten, zum Beispiel Geschirrspülen, Zähneputzen oder Telefonieren. Allerdings sollten Sie nicht versuchen, »neue Rekorde aufzustellen« und diesen Stand möglichst lange durchzuhalten. Es ist besser, öfter mal eine kleine Pause zu machen. Wenn Sie den Stand eher spielerisch üben, werden Sie diese Haltung schon nach relativ kurzer Zeit zu schätzen wissen! Ihre Beine werden gestärkt und können das Körpergewicht besser tragen. Das entlastet Ihren Oberkörper, insbesondere den Rücken, der sich entspannt und frei bewegen kann. Ihre Alltagsbewegungen werden Ihnen leichter fallen.

Entlastung für den Rücken

Die Gewichtsverlagerung

Gewichtsverlagerungen spielen nicht nur beim Tai Chi eine große Rolle. Überlegen Sie mal, wie oft Sie bei alltäglichen Bewegungen das Gewicht von einem Bein auf das andere verlagern – zum Beispiel beim Gehen: Jeder Schritt geschieht durch Verlagern des Gewichts. Beim Tai Chi wird dies jedoch auf eine besondere Art und Weise geübt:

▶ Begeben Sie sich in die Grundhaltung. Ihr Gewicht ist gleichmäßig auf beide Füße beziehungsweise Beine verteilt. Lenken Sie Ihre Aufmerksamkeit auf Ihr Körperzentrum, den Bereich unterhalb Ihres Bauchnabels.

Die Grundlagen der Tai Chi-Bewegung

● Bewegen Sie Ihr Zentrum nach links, bis das gesamte Gewicht auf dem linken Fuß beziehungsweise Bein ruht. Danach gewichten Sie auf die gleiche Weise nach rechts, wiederum bis das gesamte Gewicht auf dem rechten Fuß ruht.
● Gewichten Sie ein paar mal hin und her.

Das Zentrum führt die Bewegung an

■ Wichtig dabei ist: Das Zentrum führt die Bewegung, und der übrige Körper folgt dieser Bewegung. Das bedeutet, daß der größte Teil Ihrer Aufmerksamkeit beim Zentrum bleibt. Versuchen Sie zu spüren, wie das Zentrum eine Gewichtsverlagerung beginnt und den übrigen Körper mitnimmt. Das Zentrum lenkt also die Bewegung.

Beachten Sie beim Üben der Gewichtsverlagerung bitte folgende Punkte:
● Behalten Sie stets die aufrechte Körperhaltung der Grundhaltung bei.
● Wenn der Fuß das Gewicht trägt, muß das Knie senkrecht über dem Fuß sein, so wie Sie es bei der Grundhaltung bereits geübt haben.
● Auch das Hüftgelenk der belasteten (gewichteten) Seite ist senkrecht über dem Knie beziehungsweise über dem Fuß. Die Hüfte sinkt – vom Gefühl her – nach unten Richtung Knie und wird nicht nach außen gedrückt.

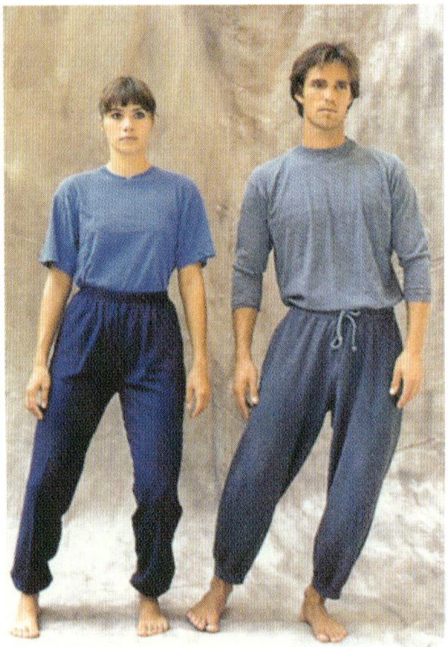

Gewichtsverlagerung links: richtig rechts: falsch

● Das Zentrum wird immer waagerecht zum Boden bewegt, also nicht hoch und runter.
● Führen Sie die Bewegung langsam aus. Nehmen Sie sich Zeit, die gesamte Bewegung zu »erspüren«.

Variieren Sie diese Übung.

▶ Begeben Sie sich in die Grundhaltung, gewichten Sie zu 100% auf den linken Fuß und setzen den rechten Fuß nach vorne.
Verlagern Sie Ihr Gewicht auf den rechten und wieder zurück auf den linken Fuß.

Nach einigen Gewichtsverlagerungen setzen Sie den rechten Fuß an eine andere Stelle – zur Seite, nach hinten –, und gewichten Sie wiederum hin und her. Probieren Sie verschiedene Schrittlängen in verschiedene Richtungen aus.

Die Drehung des Körpers

Viele Bewegungen beinhalten auch eine Drehung des Körpers. Ebenso wie die Gewichtsverlagerungen gehen die Körperdrehungen vom Zentrum des Körpers aus. Und wie dort folgen alle anderen Körperteile der Bewegung des Zentrums. Beim Tai Chi gibt es keine eigenständigen Bewegungen von Armen, Schultern, Beinen oder von anderen Körperteilen. Niemals hebt sich nur ein Arm oder dreht sich der Kopf, wenn nicht zuvor eine Bewegung des Zentrums erfolgt ist.

Damit Sie das Spezifische der Tai Chi-Bewegung besser verstehen, möchte ich Sie bitten, zunächst eine Art von Bewegung zu machen, die es beim Tai Chi nicht gibt, nämlich eine eigenständige Drehung der Schultern.

▶ Begeben Sie sich in die Grundhaltung. Drehen Sie Ihre Schultern nach links und nach rechts. Achten Sie darauf, daß sich Ihr Bauchnabel bei diesen Drehungen nicht bewegt, also immer nach vorne zeigt.

Machen Sie jetzt die richtige Tai Chi-Bewegung:

▶ Sie stehen in der Grundhaltung. Drehen Sie Ihr Zentrum nach links und rechts, das heißt, der Bauchnabel zeigt mal nach links, mal nach rechts. Lassen Sie Ihre Schultern locker hängen und die Drehung mitmachen.

■ Das ist ein Beispiel dafür, wie die Schultern und der ganze Rumpf den Bewegungen des Zentrums folgen. Diese Art von Bewegung ist typisch für das Tai Chi.

Schultern und Rumpf folgen dem Zentrum

Nicht nur der Rumpf folgt den Bewegungen des Zentrums, sondern auch die Beine tun dies. Doch dabei gibt es ein paar Dinge zu beachten, denn auf den Beinen ruht das Körpergewicht.

Das Körpergewicht ist – mit Ausnahme der Grundhaltung – niemals gleichmäßig auf beiden Beinen verteilt. Ein Bein trägt

Die Grundlagen der Tai Chi-Bewegung

entweder das gesamte Gewicht (100%) oder etwa 2/3 des Gewichts (etwa 70%), während das andere Bein nicht mit Gewicht beziehungsweise mit nur wenig Gewicht (etwa 30%) belastet ist. Das Bein, das Ihr Gewicht trägt, ist »voll« und hat damit Yang-Qualität; das andere Bein, das wenig oder kein Gewicht trägt, ist »leer« und hat Yin-Qualität (Seite 17).

Bei einer Körperdrehung müssen Sie darauf achten, daß das »volle« Bein ruhig bleibt und die Drehung nicht mitmacht. Das »volle« Bein ist wie eine »Säule«, die den Körper trägt. Diese Säule darf nicht ins Wanken geraten, denn sonst können Sie sich nicht sicher bewegen. Ihr Körper braucht eine stabile Basis, um frei und entspannt zu agieren. Das »leere« Bein jedoch kann wie der Rumpf oder die Arme leicht und entspannt einer Drehung des Zentrums folgen.

▶ Begeben Sie sich in die Grundhaltung, und beginnen Sie, Ihr Körpergewicht zu 100% auf das linke Bein zu verlagern, es »voll« zu machen. Das rechte Bein ist entspannt, der rechte Fuß steht locker auf dem Boden; Bein und Fuß sind »leer«.

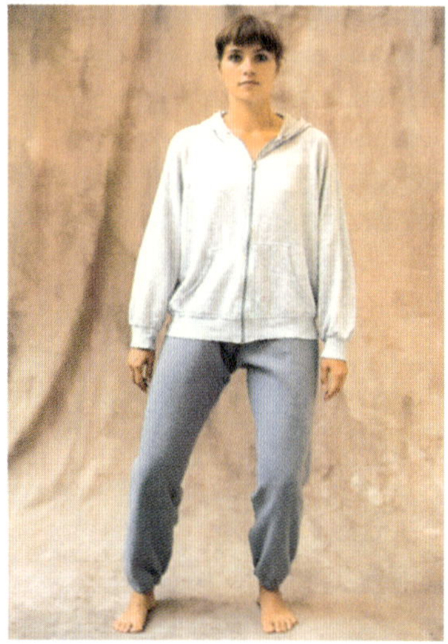

Zuerst das Gewicht nach links verlagern... (1)

● Drehen Sie Ihr Zentrum nach rechts – soweit Sie mögen. Der übrige Körper folgt der Drehung des Zentrums: der Brustkorb, der Rücken, der Kopf und die Arme. Auch das rechte Bein wird mitbewegt, und der rechte Fuß dreht sich locker auf der Ferse nach rechts. Anschließend drehen Sie sich zurück nach vorne.

● Wiederholen Sie dieses Hin- und Herdrehen ein paarmal, und spüren Sie in Ihren Körper hinein. Fühlen Sie, wie sich das Zentrum dreht und den übrigen Körper mitnimmt (**1 + 2**).

Führen Sie diese Übung fünf- bis zehnmal zur rechten Seite aus, und wechseln Sie dann zur linken Seite.

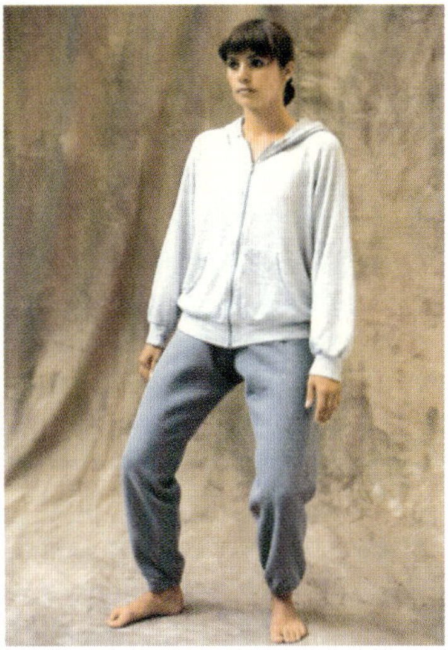

...dann nach rechts (2)

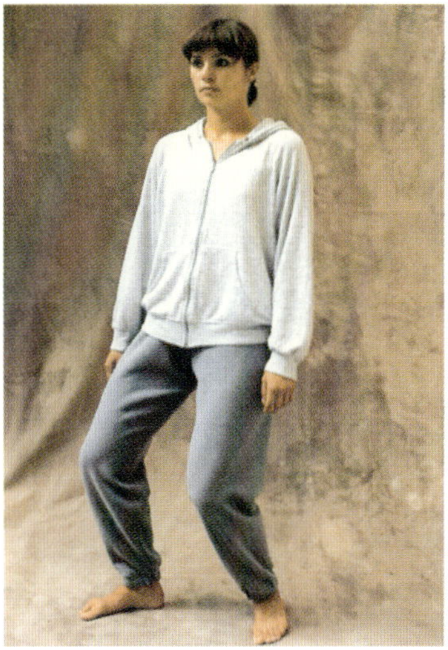

Falsche Stellung des linken Knies (3)

■ Bitte beachten Sie dabei, daß Ihr linkes Bein und Ihr linker Fuß ruhig bleiben, denn sie tragen das Gewicht. Diese »Säule« kann nur stabil sein, wenn ihre Basis, das heißt Ihr Fuß, während der ganzen Zeit fest auf dem Boden steht und das Knie senkrecht über dem Fuß bleibt. Ein häufiger Fehler ist, so weit nach rechts zu drehen, daß das linke Knie nach innen kippt und der linke Fuß an der Außenkante den Kontakt zum Boden verliert. Dann befindet sich das Knie nicht mehr über dem Fuß (Foto 3). Dieser Fehler kann unter Umständen zu Knieschmerzen, langfristig sogar zu Schädigungen Ihrer Knie führen. Deshalb ist es wichtig, von Anfang an auf eine richtige Stellung von Knien und Füßen zu achten.

Es ist besser, rechtzeitig mit der Drehung aufzuhören als sie zu übertreiben. Es kommt nicht darauf an, möglichst weit, sondern gesund zu drehen.

Diese Art der Bewegung – Körperhaltung, Gewichtsverlagerung und Drehung – ist typisch für Tai Chi. Sie ermöglicht es Ihnen, den Körper entspannt zu halten. Es ist eine natürliche Art und Weise, sich zu bewegen. Babys zum Beispiel laufen mit leicht gebeugten Knien, beim Umdrehen drehen sie den gesamten Körper und nicht nur Schultern und Kopf. So vermeiden sie intuitiv unnötige Anspannungen und den damit verbundenen Kraftverlust.

Die Bewegung der Arme

Besondere Aufmerksamkeit sollten Sie auch den Armbewegungen widmen. Jeder Mensch bewegt Arme und Hände täglich unzählige Male; kein anderer Körperteil wird so oft bewegt. Wir sind es gewohnt, Arme und Hände zu benutzen, ohne uns Gedanken darüber zu machen, wie sie sich bewegen.

Beim Tai Chi sind alle Bewegungen entspannt, auch die der Arme. Es wird so wenig Kraft wie nur möglich aufgewendet, um die Arme in die gewünschten Positionen zu bringen. Dies ist für die meisten Menschen sehr ungewohnt und bedarf einiger Übung.

▶ Begeben Sie sich in die Grundhaltung. Heben Sie langsam Ihre Arme vor sich hoch, bis sie waagerecht vor Ihrer Brust nach vorne zeigen. Die Handflächen sind nach unten gerichtet. Bleiben Sie einige Sekunden in dieser Position, und lassen Sie Ihre Arme anschließend langsam bis zur Grundhaltung heruntersinken.

Wiederholen Sie diese Übung einige Male.

■ Achten Sie darauf, daß Sie diese Bewegung so entspannt wie möglich ausführen. Die Muskulatur der Arme, der Schultern und des Rückens wird bei dieser Bewegung möglichst wenig eingesetzt. Ihre Schultern bleiben die ganze Zeit gesunken. Das gilt insbesondere dann, wenn Ihre Arme waagerecht vor Ihnen schweben. In dieser Position lassen Sie Ihre Schultern bewußt sinken und stellen sich vor, Ihre Arme würden »auf Luft schwimmen«. Erinnern Sie sich an die zweite Übung, die Sie bei »Die Drehungen« gemacht haben (Seite 36): das Drehen des Körpers aus dem Zentrum heraus? Zu dieser Übung lernen Sie jetzt eine ergänzende Armbewegung.

Die Arme »schwimmen auf Luft«

▶ Begeben Sie sich in die Grundhaltung, gewichten Sie nach links, drehen Sie nach rechts.

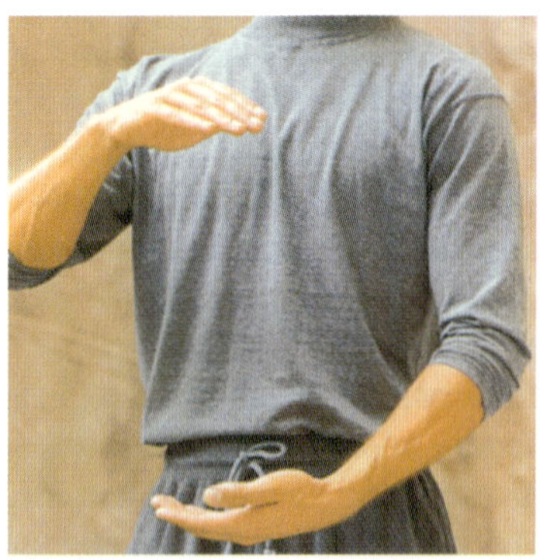

»Den Ball halten«

● Während dieser Drehung schwebt Ihre rechte Hand nach oben und kommt etwa 40 Zentimeter vor Ihrer Brust mit der Handfläche nach unten zur Ruhe.
● Ihre linke Hand schwingt währenddessen vor Ihren Unterleib und zeigt am Ende der Drehung mit der Handfläche nach oben zur rechten Hand – so, als ob Sie einen großen Ball vor sich halten würden.
● Anschließend drehen Sie wieder zur Grundhaltung zurück und wiederholen die Übung einige Male – auch zur anderen Seite (Foto Seite 38).

Auch bei dieser Übung gilt, daß Sie möglichst wenig Muskelkraft einsetzen und daß Ihre Schultern gesunken bleiben. Bitte achten Sie zudem darauf, daß auch der rechte Ellenbogen entspannt hängen bleibt, wenn die rechte Hand vor der Brust schwebt.

Eine weitere wichtige Übung ist das »gegenläufige Kreisen«.

▶ Begeben Sie sich in die Grundhaltung. Drehen Sie sich nach rechts, und lassen Sie dabei die rechte Hand in einer kreisförmigen Bewegung gegen den Uhrzeigersinn nach rechts

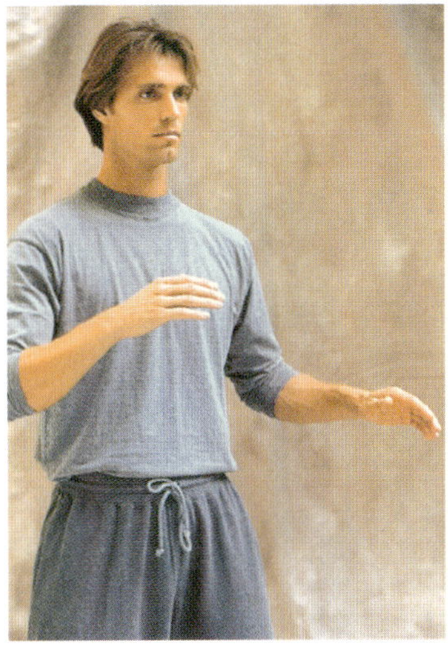

»Gegenläufiges Kreisen« (1)

schwingen: Sie schwingt zuerst nach außen neben den Körper und dann etwas nach oben bis auf Hüfthöhe. Die linke Hand kreist währenddessen im Uhrzeigersinn; sie steigt hoch und nach rechts bis vor die Brust.
● Drehen Sie nach links, und setzen Sie das Kreisen der Hände fort: Die rechte Hand zieht in Brusthöhe nach links; die linke sinkt herunter und schwingt am Unterleib vorbei nach links (**1**).
● Drehen Sie wieder nach rechts und lassen die Hände beziehungsweise Arme weiterhin kreisen, die rechte Hand am Unterleib vorbei und die linke vor die Brust (**2**).
● Sie können diese Bewegung beliebig oft wiederholen und

Die Grundlagen der Tai Chi-Bewegung

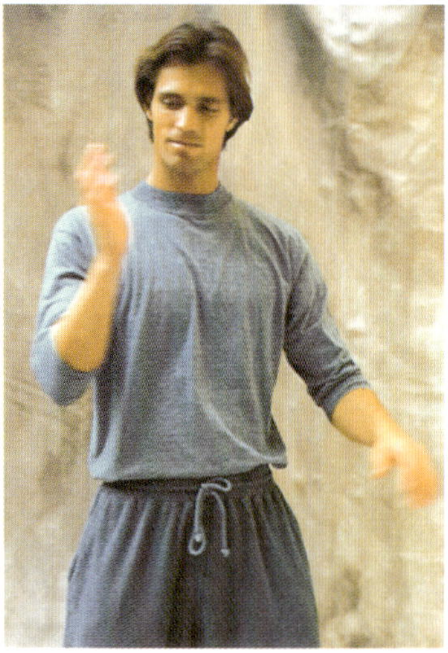

»Gegenläufiges Kreisen« (2)

auch in entgegengesetzter Richtung ausführen: Dann kreist die rechte Hand im und die linke Hand gegen den Uhrzeigersinn.

Das »gegenläufige Kreisen« ist wunderbar dazu geeignet, die Arme locker schwingen zu lassen und dabei den Drehungen des Körpers zu folgen. Sie können in diese Übung auch die Gewichtsverlagerung integrieren.

▶ Nehmen Sie die Grundhaltung ein, verlagern Sie Ihr Gewicht auf Ihr rechtes Bein, und drehen Sie sich danach zur rechten Seite. Lassen Sie dabei Ihre Arme gegenläufig kreisen.

● Gewichten Sie nach links, und schließen Sie daran die Körperdrehung nach links an. Führen Sie das gegenläufige Kreisen der Arme fort.

■ Die Arme folgen der Bewegung des Zentrums in der gleichen Weise, wie dies auch die Beine tun.

● Generell ist es wichtig, die Ellenbogen so locker wie möglich zu halten. Das hat zur Folge, daß die Ellenbogen immer etwas nach unten sinken.

● Beim Tai Chi gibt es keine Bewegung, bei der die Ellenbogen durchgedrückt werden. Im Gegenteil, die Arme bleiben, ähnlich wie die Beine, immer leicht gebeugt. Die Arme beschreiben von der Schulter bis zur Hand gesehen einen Bogen, der je nach Stellung variiert; er ist mal größer und mal kleiner. Beachten Sie dies bei jeder Bewegung. Sie werden schnell merken, wie wohltuend es ist, wenn Sie Ihre Arme und Schultern so entspannt lassen.

Die Handhaltungen

Beim Tai Chi gibt es drei unterschiedliche Handhaltungen:

- die Grundhaltung – »Hand der schönen Frau«
- die »Faust« und
- den »Vogelkopf«.

Probieren Sie die drei Haltungen aus:

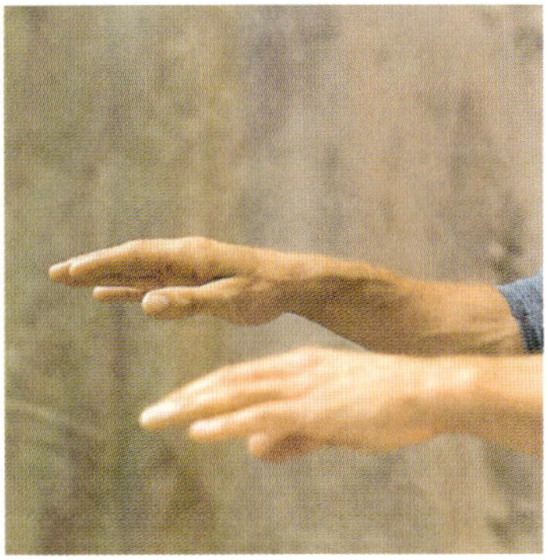

»Hand der schönen Frau« (1)

▶ Bei der Grundhaltung, auch »Hand der schönen Frau« genannt, halten Sie Ihre Finger locker gestreckt und weder gespreizt noch aneinandergedrückt. Der Handrücken bildet eine gerade Linie mit dem Unterarm, das heißt, das Handgelenk ist weder gebeugt noch gestreckt, sondern in sich stabil und gerade, und zwar unabhängig davon, wie sich der Unterarm bewegt (**1**).

- Bei der »Faust« beugen Sie die Finger wie bei einer normalen Faust, lassen Sie die Finger allerdings locker und drücken sie nicht zusammen. Bilden Sie im Gegenteil einen Tunnel mit Ihren Fingern, durch den man hindurchsehen kann. Halten Sie das Handgelenk gerade wie bei der »Hand der schönen Frau« (**2**, unten).
- Der »Vogelkopf«, auch »Peitschenhand« oder »Hakenhand« genannt, kommt nur in der Figur »Die Peitsche« vor. Bei dieser Handhaltung berühren sich alle fünf Fingerkuppen sanft und zeigen senkrecht nach unten. Das Handgelenk wird dabei locker nach unten abgeknickt (**2**, oben).

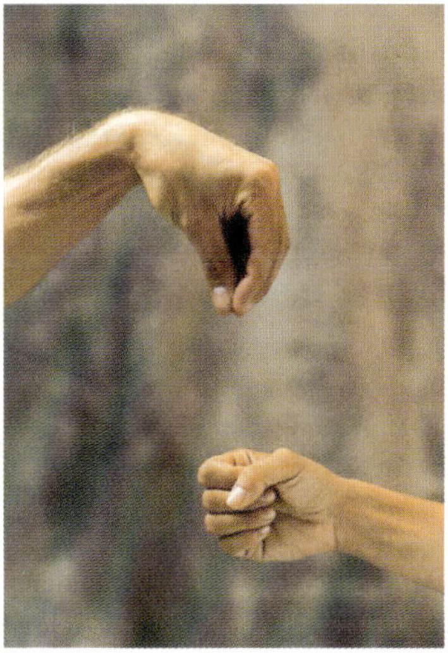

»Vogelkopf« und »Faust« (2)

Die Schritte

Alle Bewegungen werden beim Tai Chi langsam und bewußt ausgeführt. Gewichtsverlagerung und Drehungen haben Sie schon geübt. Nun kommt eine Bewegung, bei der es sich besonders lohnt, sie langsam und bewußt zu vollziehen: das Schreiten.

Wie gehen wir richtig?

Normalerweise gehen wir, ohne uns Gedanken zu machen über die Art und Weise, in der wir gehen. Die intensive Beschäftigung mit dieser scheinbar selbstverständlichen Bewegung wird Ihnen sicherlich einige interessante Einblicke in die menschliche Bewegung geben.

▶ Begeben Sie sich in die Grundhaltung. Verlagern Sie Ihr gesamtes Gewicht, wie Sie es eben geübt haben, auf das linke Bein. Nun können Sie Ihren rechten Fuß hochheben und ihn an einer neuen Stelle wieder absetzen – also einen Schritt machen.
Beim Aufsetzen des Fußes lassen Sie zuerst die Ferse den Boden berühren und rollen ihn dann langsam über die Außenkante der Fußsohle nach vorne ab. Erst zum Schluß nehmen die Ballen und Zehen Kontakt zum Boden auf.
Dieser natürliche Verlauf des Abrollens erfolgt langsam und bewußt. Dazu ist es notwendig, daß Sie währenddessen das gesamte Gewicht auf dem linken Bein, auf Ihrer »Säule« lassen.

Erst abrollen, dann Gewicht verlagern

Erst wenn der ganze Fuß den Boden berührt, das Abrollen also abgeschlossen ist, beginnen Sie mit der Verlagerung des Gewichtes, bis das gesamte Gewicht auf dem rechten Bein ruht.

● Jetzt machen Sie mit dem linken Bein einen Schritt. Gehen Sie so ein wenig durch den Raum. Machen Sie mal größere und mal kleinere Schritte. Sie können auch seitlich schreiten und sogar rückwärts. Nur beim Rückwärtsgehen rollt der Fuß auch rückwärts ab: vom großen Zeh (und Ballen) über den kleinen Zeh (und Ballen) und die Außenkante der Fußsohle bis zur Ferse. Aber auch hier gilt: Erst abrollen, dann verlagern.

■ Beim »alltäglichen« Gehen wird mit der Gewichtsverlagerung bereits begonnen, wenn die Ferse den Boden berührt. Das Abrollen des Fußes und das Verlagern des Gewichtes erfolgen also gleichzeitig. Beim Tai Chi ist es anders. Die beiden Bewegungen geschehen nacheinander: erst das Abrollen, dann das Verlagern.

Dies ist zwar am Anfang ungewohnt, aber es ist sehr interessant zu spüren, wann und wie der Fuß auf den Boden aufsetzt. Um das langsame Abrollen noch intensiver zu üben, führen Sie folgenden kleinen Zusatz in das Gehen ein.

▶ Machen Sie einen Schritt, aber heben Sie den Fuß jetzt jedesmal, wenn Sie einen Schritt neu gesetzt und den Fuß abgerollt haben, noch einmal kurz hoch und rollen ihn ein zweites Mal ab. Erst danach beginnen Sie mit der Gewichtsverlagerung. Diese Variation der Übung hilft Ihnen, länger auf dem Standbein zu verweilen, also nicht sofort nach vorne »in den Schritt hineinzufallen«.

Mit den Füßen »sehen«

Am Anfang werden Sie sicherlich Ihren Blick nach unten wenden. So können Sie beobachten, wie Ihr Fuß langsam und sicher abrollt. Nachdem Sie einige Schritte geübt haben, sollten Sie Ihren Blick aber waagerecht halten, also nicht mehr nach unten sehen. Versuchen Sie, mit den Füßen zu »sehen«, indem Sie mit der Fußsohle den Verlauf der Bewegung erspüren. Dies funktioniert natürlich am besten, wenn Sie diese Übung ohne Schuhe ausführen.

Die Standpositionen

Beim Tai Chi gibt es drei Standpositionen:

- die Schrittstellung,
- den Katzenstand und
- den Fersenstand.

Jede Figur einer Form endet oder beginnt in einer dieser Positionen. Daher ist es wichtig, sich mit ihnen vertraut zu machen.

Die Schrittstellung

Beide Füße haben festen Kontakt zur Erde

▶ Begeben Sie sich in die Grundhaltung.

- Verlagern Sie Ihr gesamtes Gewicht auf den linken Fuß.
- Drehen Sie sich und den rechten Fuß auf der Ferse ein wenig nach rechts, bis die Fußspitze diagonal nach rechts vorne zeigt. Die Füße stehen nun in einem Winkel von etwa 45° zueinander.
- Verlagern Sie Ihr gesamtes Gewicht auf den rechten Fuß, und setzen Sie den linken Fuß um eine Fußlänge nach vorne. Dort, wo Ihre linke Fußspitze war, wird die linke Ferse aufgesetzt. Jetzt haben Sie bereits die Schrittstellung eingenommen (**1**, Seite 44). Selbstverständlich kann auch der rechte Fuß vorne und der linke hinten sein.

Die Grundlagen der Tai Chi-Bewegung

Schritt-stellung richtig (1)

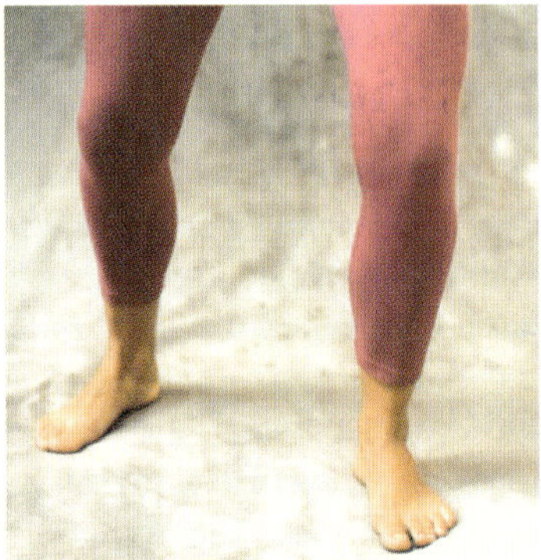

In der Schrittstellung gibt es zwei verschiedene Möglichkeiten der Gewichtsverteilung:

- Gewicht vorne = 2/3 des Gewichtes ist auf dem vorderen und 1/3 auf dem hinteren Bein,
- Gewicht hinten = das gesamte Gewicht ist auf dem hinteren Bein.

Unabhängig davon, wie das Gewicht verteilt ist, sollten beide Füße festen Kontakt zur Erde haben (Seite 32). Die Stellung von Fuß und Knie des »vollen« (belasteten) Beins kennen Sie bereits (Seite 36). Aber auch für das »leere« (nicht oder nur wenig belastete) Bein gibt es einen Hinweis:

- Hüfte, Knie und Fuß sind auf einer Linie beziehungsweise zeigen in eine Richtung.

Ein Beispiel:

▶ Nehmen Sie die Schrittstellung ein, linker Fuß vorne und Gewicht vorne, also zu 2/3 auf dem linken Fuß. Sehen Sie hinunter zu Ihrer rechten Hüfte, Ihrem rechten Knie und Ihrem rechten Fuß. Sind alle drei in einer Linie? Gut! Oder ist das Knie etwas nach unten gesunken? Nicht gut! Dies könnte sich schädlich auf Ihr Knie auswirken.

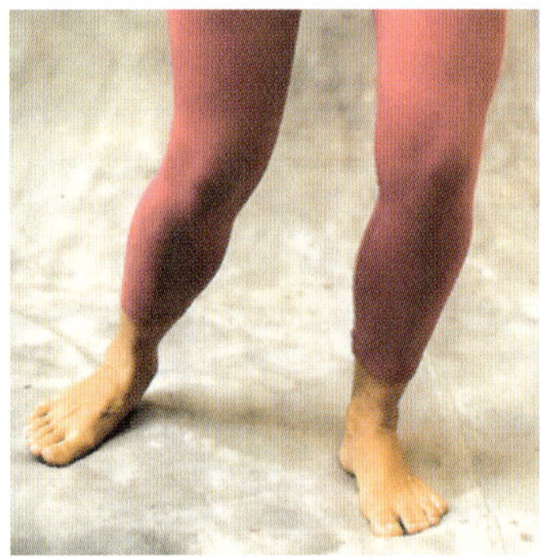

Schritt-stellung falsch (2)

- Um sicher zu gehen, daß Ihr Knie in der richtigen Haltung ist, drücken Sie die Außenkante der rechten Fußsohle ein wenig auf den Boden; das wird Ihr Knie von allein in die richtige Stellung bringen. Wenn sich die Außenkante jedoch vom Boden löst, wird das Knie nach innen sinken. Probieren Sie das aus: Die Außenkante der Fußsohle berührt den Boden – Knie richtig. Die Außenkante hat keinen Kontakt – Knie falsch (**2**). Allerdings sollten Sie die Fehlhaltung nur wenige Male ausprobieren, um den Unter-

schied kennenzulernen.
Während des Übens von Tai Chi und auch im »normalen« Leben sollten Sie Ihrer Gesundheit zuliebe die richtige Knie-Fuß-Stellung vorziehen.

■ Die Regel »Hüfte, Knie und Fuß in einer Linie« gilt immer, wenn ein Fuß Körpergewicht zu tragen hat, egal ob wenig, viel oder alles!

Fersenstand und Katzenstand

Diese beiden Stände sind »Ein-Bein-Stände«. Bei beiden ruht das gesamte Gewicht auf einem Fuß. Der andere Fuß berührt den Boden nur leicht, entweder mit der Ferse beim »Fersenstand« oder mit dem Ballen und den Zehen beim »Katzenstand« (**3**).
Diese Stände können Sie auch im Alltag üben. Wo immer Sie gerade stehen, können Sie zwischendurch mal einen der beiden Stände einnehmen.

▶ Begeben Sie sich in die Grundhaltung, und verlagern Sie Ihr gesamtes Gewicht auf Ihr linkes Bein.
● Drehen Sie nach rechts und lassen den rechten Fuß auf der Ferse mitdrehen, und schon sind Sie im Fersenstand.

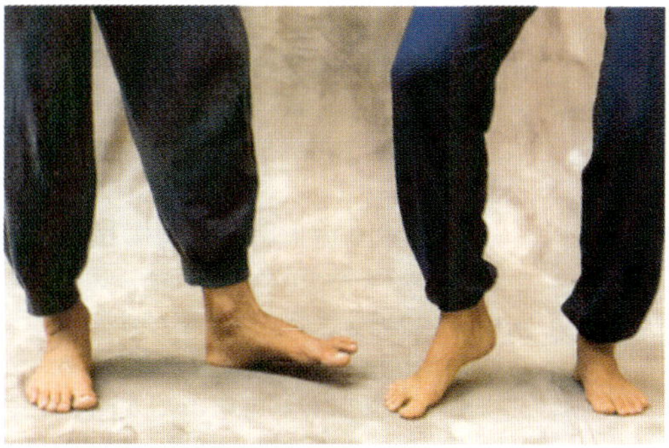

Fersenstand und Katzenstand (3)

● Nehmen Sie erneut die Grundhaltung ein, gewichten Sie wieder nach links, und drehen Sie sich nach rechts. Diesmal lassen Sie den rechten Fuß auf dem Fußballen mitdrehen. Auf diese Weise kommen Sie in den Katzenstand.

■ Vor allem bei den »Ein-Bein-Ständen« sollten Sie Ihren Knien zuliebe darauf achten, daß das Knie senkrecht über dem Fuß steht. Kontrollieren Sie Ihre Haltung regelmäßig, indem Sie entweder überprüfen, ob Hüfte, Knie und Fuß auf einer Linie sind beziehungsweise in dieselbe Richtung zeigen oder ob die Außenkante Ihres Fußes den Boden gut berührt. Finden Sie heraus, welche Methode Ihnen am meisten zusagt. Es spielt keine Rolle, wie Sie überprüfen, ob Sie richtig stehen. Wichtig ist nur, daß Sie es tun.

Die Gedanken

Tai Chi ist eine ganzheitliche Bewegungskunst. »Ganzheitlich« meint in diesem Zusammenhang die Verbindung von Körper, Geist und Seele mit dem, was man gerade tut. Wenn sich Körper und Geist in Harmonie befinden, geht es auch der Seele gut. Bewegen wir uns, so sollten Körper und Geist bei der Bewegung sein. Im Alltag machen wir oft irgend etwas, während unsere Gedanken gerade woanders sind. Zum Beispiel: Unsere Hände schälen Kartoffeln, und unsere Gedanken sind beim Fernsehprogramm. Sicherlich kennen Sie solche oder ähnliche Situationen. Beim Tai Chi sind unsere Gedanken jedoch möglichst immer bei dem, was wir gerade tun.

Körper und Geist sind bei der Bewegung

▶ Begeben Sie sich in die Grundhaltung. Heben Sie langsam Ihre Arme, bis sie vor Ihnen waagerecht zur Ruhe kommen. Anschließend lassen Sie Ihre Arme langsam wieder heruntersinken – zurück zur Grundhaltung. Verfolgen Sie diese Bewegung mit Ihrer Aufmerksamkeit. Versuchen Sie zu spüren, was sich alles in Ihren Armen und in Ihrem gesamten Körper bewegt, welche Muskeln angespannt oder locker gelassen werden. Üben Sie das zehn- bis fünfzehnmal.

Gedanken bewegen den Körper

Nun variieren Sie diese Übung.

▶ Während Ihre Arme seitlich am Körper hängen, stellen Sie sich vor, wie sie langsam hochschweben und wieder heruntersinken. Probieren Sie dies mindestens zehnmal, und versuchen Sie, ein möglichst klares Bild von Ihren Armen zu entwickeln. Sie können Ihre Augen dabei offen halten oder schließen.

Wiederholen Sie die Übung mit einem kleinen Unterschied:

▶ Lassen Sie Ihre Gedanken wahr werden. Stellen Sie sich die Bewegung zuerst vor, und führen Sie sie kurz danach aus. Ihre Arme schweben langsam –

wie von selbst – hoch und sinken anschließend wieder. Führen Sie auch diese Übung einige Male durch, und konzentrieren Sie sich auf Ihr inneres Bild von der Bewegung.

■ Dabei sollten Sie allerdings nicht die komplette Bewegung zuerst gedanklich ausführen, bevor Sie mit der körperlichen Bewegung beginnen. Gedankliche und körperliche Ausführung der Bewegung finden fast gleichzeitig statt. Die gedankliche Ausführung beginnt nur etwas früher. Es ist ähnlich wie beim Sprechen. Wenn Sie ein Wort sagen, sind Ihre Gedanken bereits bei den folgenden Wörtern. Auch hier gehen die Gedanken der Umsetzung ein wenig voraus.

Körper und Geist spielen zusammen

Erinnern Sie sich an die zweite Übung, die Sie beim Thema »Die Armbewegungen« gemacht haben (Seite 38): das Drehen des Körpers aus dem Zentrum heraus, wobei die Hände »einen Ball halten«? Bei dieser Bewegung können Sie sehr gut das Zusammenspiel von Körper und Geist üben.

▶ Begeben Sie sich in die Grundhaltung, gewichten Sie nach links, drehen Sie nach rechts und anschließend wieder zurück.

- Lassen Sie zunächst die Arme locker seitlich am Körper herunterhängen, ohne mit ihnen bewußt eine Bewegung auszuführen.
- Kommen Sie nach etwa zehn Drehungen in der Grundhaltung zur Ruhe.
- Wiederholen Sie die Drehung, und stellen Sie sich dabei vor – ohne dies auszuführen –, daß Ihre Arme einen Ball halten werden, wenn Sie sich nach rechts gedreht haben. Ihre rechte Hand wird in Brusthöhe sein, mit der Handfläche nach unten, Ihre linke Hand wird vor Ihrem Unterleib sein, mit der Handfläche nach oben.
- Wiederholen Sie die Drehung erneut, und lassen Sie die Hände jetzt in die Positionen kommen, die Sie sich eben vorgestellt haben. Sie werden bemerken, daß sich Ihre Arme und Ihre Hände wie von selbst bewegen.

Die Bewegung folgt den Gedanken

Führen Sie diese Übung ein paarmal durch, zuerst zur rechten und dann zur linken Seite. Sie können das Tempo ein wenig variieren, sollten allerdings nie so schnell werden,

daß Ihre Gedanken die Bewegung nicht mehr begleiten können.
Prinzipiell können Sie jede Bewegung nach diesem Muster üben: Zuerst führen Sie die Bewegung nur in Gedanken aus, anschließend in Gedanken und mit dem Körper.

Aufmerksames Beobachten

Mit diesen Übungen haben Sie zwei wichtige Aspekte der Verbindung von Körper und Geist, von Bewegung und Gedanken, kennengelernt:

- die Entstehung der Bewegung in Gedanken mit Hilfe Ihrer Vorstellungskraft und
- die Umsetzung der Gedanken in der körperlichen Bewegung.

Ein dritter wichtiger Aspekt kommt hinzu:

- das aufmerksame Beobachten der Bewegung.

Begleiten Sie die gesamte Bewegung von der Entstehung bis zur Vollendung mit Ihrer Aufmerksamkeit, so daß Sie sich sozusagen selbst zusehen, wie Sie sich bewegen.

Vorstellung, Bewegung, Aufmerksamkeit

■ Diese drei Aspekte – Vorstellung, Bewegung und Aufmerksamkeit – sind für eine ganzheitliche Bewegung unerläßlich. Wenn die Bewegung in der Vorstellung entsteht, durch den Körper realisiert und von Aufmerksamkeit begleitet wird, kann man von einer ganzheitlichen Bewegung sprechen.
Im Idealfall geschieht alles gleichzeitig: die Vorstellung, die Durchführung und die aufmerksame Begleitung einer Bewegung. Allerdings sollten Sie sich ausreichend Zeit geben, dieses Ideal zu erreichen. Sie werden sicherlich schon nach einer relativ kurzen Zeit mal für einen Moment das Gefühl haben »Ja, das ist es!« Doch dieses Gefühl über einen längeren Zeitraum zu behalten, erfordert einige Übung.

Von innen nach außen verbinden

Ein wichtiges Prinzip der Bewegungen beim Tai Chi ist die Verbindung von innen nach außen – vom Zentrum des Körpers, in dem die Bewegung entsteht, zur Peripherie, den Händen und Füßen. Sie haben dieses Prinzip bereits beim Üben der Drehungen kennengelernt (Seite 35). Für eine harmonische Bewegung ist es unerläßlich, alle Teile des Körpers in Einklang zu bringen.

»Seilübung« für die Arme

▶ Stellen Sie sich vor, Ihr Körper bewegt sich wie eine Alge oder ein Seil. Wenn das eine Ende bewegt wird, setzt sich diese Bewegung wellenförmig zum anderen Ende fort. Sie können dieses Prinzip recht einfach üben, indem Sie nur einen Arm bewegen. Heben Sie leicht eine Schulter an, und lassen Sie diese Bewegung weiterlaufen in den Oberarm, in Ellenbogen, Unterarm, Handgelenk, Handrücken und zum Schluß in die Finger, die sich so nacheinander anheben.

● Erweitern Sie diese Bewegung um das Senken der Schulter. Zuerst heben Sie die Schulter leicht hoch und lassen wie eben den Arm folgen. Ist die Bewegung am Ende des »Seils«, also in den Fingern, angekommen, lassen Sie die Schulter wieder sinken, und dementsprechend senken sich nacheinander Oberarm, Ellenbogen, Unterarm, Handgelenk, Handrücken und die Finger.

Diese beiden Übungen sind isolierte Übungen für einen Arm, die das Prinzip »Von innen nach außen« leicht nachvollziehbar machen. Sie sind aber keine vollständigen Tai Chi-Bewegungen, denn sie beginnen in der Schulter und nicht im Körperzentrum. Zudem sollten beim Tai Chi die Schultern immer gesunken sein.

Vom Körperzentrum zur Peripherie

▶ Wiederholen Sie jetzt die letzte Übung, aber mit einem anderen Ausgangspunkt. Das »Seil« fängt jetzt im Körperzentrum an. Den ersten Teil der Bewegung machen Sie nur in Gedanken. Stellen Sie sich einen Impuls vor, der in Ihrem Unterbauch entsteht und sich Richtung Schulter fortsetzt. Wenn der Impuls dort angekommen ist, setzt er sich in den

Arm hinein fort und bewegt diesen wie eben geübt. Allerdings kommt eine kleine Änderung hinzu: Die Schulter bleibt gesunken, sie hebt sich nicht mit an. Begleiten Sie die gesamte Bewegung vom Körperzentrum bis zu den Fingern mit Ihrer Aufmerksamkeit.
Vergessen Sie nicht, auch mit dem anderen Arm zu üben.

Die Gelenke öffnen

Sich seiner Beweglichkeit bewußt werden

Ein weiteres Prinzip des Tai Chi, das für einen ungehinderten Verlauf einer Bewegung von innen nach außen, vom Körperzentrum bis zur Peripherie wichtig ist, sind »geöffnete« Gelenke. »Geöffnet« bedeutet, daß der Abstand der an den Gelenken beteiligten Knochen möglichst groß wird, so daß ein Gefühl von »Öffnung« entsteht.

▶ Legen Sie einen Radiergummi (oder einen anderen Gegenstand) auf einen Tisch. Setzen Sie sich seitlich an diesen Tisch, so daß Ihre rechte Schulter zum Tisch zeigt und die rechte Hand bei locker ausgestrecktem Arm kurz (ein bis drei Zentimeter) vor dem Radiergummi auf dem Tisch liegt. Sie können ihn gerade eben nicht berühren. Probieren Sie nun, den Radiergummi zu erreichen, ohne daß Sie Ihren Rumpf oder die rechte Schulter in diese Richtung bewegen.
Legen Sie Ihre linke Hand auf die rechte Schulter, um eine solche Bewegung zu vermeiden.

Schultergelenk »öffnen«

■ Sicher ist es Ihnen gelungen, den rechten Arm noch ein wenig »auszudehnen« und den Radiergummi zu erreichen. Dabei haben Sie die Gelenke des Arms (Schulter, Ellenbogen, Handgelenk und Finger) gedehnt, »geöffnet«. Vielleicht haben Sie auch bemerkt, daß ein Anheben der Schulter dabei nicht hilfreich ist.
Versuchen Sie, dieses Gefühl der »Öffnung« in die »Seilübung« zu integrieren:

▶ Lassen Sie das »Seil« wieder im Zentrum beginnen und sich bis in die Finger fortsetzen. Üben Sie zuerst das »Öffnen der Gelenke« bei den Schultern. Der Arm bewegt sich so weit wie möglich nach außen, wobei sich der Oberarmknochen möglichst weit von Schulterblatt und Schlüsselbein entfernt; diese senken sich so weit wie möglich. Probieren Sie das ein paarmal aus.

Versuchen Sie dann, die »Ellenbogen zu öffnen«. Sie spüren, wie sich Oberarmknochen und Elle und Speiche voneinander entfernen.
Verfahren Sie bitte in derselben Weise mit dem Handgelenk und den Fingern, bis Sie die »Seilbewegung« machen können und dabei in allen Gelenken eine »Öffnung« spüren.

»Seilübung« mit den Beinen

Sie sollten die »Seilübung« auch mit den Beinen ausführen. Hierbei kommt es insbesondere darauf an, das Hüftgelenk zu »öffnen«. Versuchen Sie dabei zu spüren, wie sich der Oberschenkel von der Hüfte »entfernt«. Viele Menschen sind in diesem Bereich recht unbeweglich und haben Probleme mit der Leiste. Für sie kann das »Öffnen des Hüftgelenkes« von großen Nutzen sein.

▶ Begeben Sie sich in die Grundhaltung, und verlagern Sie das gesamte Gewicht auf das linke Bein. Drehen Sie nun Ihr Zentrum nach rechts, und lassen Sie Ihr rechtes Bein langsam »seilartig« von der Hüfte bis zu den Zehen nach rechts schwingen, bis sich der rechte Fuß von alleine neu aufsetzt.

Üben Sie dies mehrere Male und versuchen Sie – wie bei den Armen – nacheinander Hüftgelenk, Kniegelenk, Fußgelenk und Zehen zu »öffnen«. Auch diese Übung führen Sie zu beiden Seiten aus.

■ Die beiden Prinzipien des Tai Chi »Von innen nach außen« und das »Öffnen der Gelenke« sind für eine gute Ausführung der Tai Chi-Form von großer Bedeutung. Allerdings ist es nicht einfach, sie zu verstehen und korrekt auszuführen. Vor allem das Öffnen der Gelenke braucht nach meiner Erfahrung meist seine Zeit.

Mit dem Üben der Form die Prinzipien verstehen lernen

Glücklicherweise ist es aber nicht nötig, diese Prinzipien perfekt zu beherrschen, bevor man mit dem Erlernen der Form beginnen kann. Im Gegenteil, das Üben der Form unterstützt das Lernen und Verstehen dieser Prinzipien. Beginnen Sie also damit, die Form zu lernen, und setzen Sie sich nicht unter Druck mit diesen Prinzipien. Vergessen Sie sie aber nicht, denn sie gehören unabdingbar zum Tai Chi dazu. Sobald Sie den Ablauf der Figuren beherrschen, sollten Sie sie immer wieder zwischendurch mit den erläuterten Grundübungen trainieren.

Die Atmung

Die Atmung ist wichtig für die Aufnahme von Sauerstoff und die Abgabe des Kohlendioxyds. Da dieser Austausch für den Energiehaushalt unseres Körpers lebensnotwendig ist, sollten Sie sich um eine gut funktionierende Atmung bemühen.

Aufnahme von Qi über die Atmung

In der chinesischen Vorstellung von Qi wird der Atmung eine zentrale Rolle bei der Aufnahme und Abgabe von Qi zugeschrieben.

Jeder Mensch bekommt bei der Zeugung durch die Verbindung von Samen und Eizelle eine bestimmte »Menge« an Qi von seinen Eltern. Dieses »vorgeburtliche Qi«, das in etwa dem entspricht, was wir unter der Konstitution verstehen, mit der ein Mensch zur Welt kommt, wird im Laufe des Lebens verbraucht; wenn es zu Ende ist, stirbt der Mensch.

Durch Atmung und Ernährung wird »Atmungs-Qi« und »Nahrungs-Qi« aufgenommen. Dieses »nachgeburtliche Qi« wirkt im Körper zusammen mit dem »vorgeburtlichen Qi« und ermöglicht Leben. Indem Sie Ihren Körper gut mit »nachgeburtlichem Qi« versorgen, also gut atmen und sich gesund ernähren, können Sie das »vorgeburtliche Qi« möglichst lange erhalten beziehungsweise auch Schwächen des »vorgeburtlichen Qi« ausgleichen.

Durch die Atmung wird das frische »Atmungs-Qi« aufgenommen und zudem »altes, verbrauchtes« Qi abgegeben.

Brustatmung und Bauchatmung

Bedingt durch Bewegungsmangel atmen heutzutage viele Menschen zu sehr in die Brust. Bei der Brustatmung wird mit dem Einatmen die Brust geweitet, mit dem Ausatmen senkt sich das Brustbein. Das Zwerchfell – ein plattenförmiges Muskelgeflecht, das unterhalb der Lunge den Brustkorb vom Bauchraum trennt – bleibt bei dieser Atemweise nahezu unbewegt.

Bei der Bauchatmung hingegen senkt sich das Zwerchfell mit der Einatmung nach unten und erweitert so die Kapazität der Lunge. Mehr Luft und damit mehr Sauerstoff können aufgenommen werden. Zudem erfordert diese Atemweise weniger Einsatz der zusätzlichen Atemmuskulatur in Brust und Rücken und ist für eine entspannte Körperhaltung von Bedeutung.

Natürliche und umgekehrte Bauchatmung

Es gibt zwei Arten der Bauchatmung, die »natürliche« und die »umgekehrte« Bauchatmung. Sie unterscheiden sich in bezug auf die Bewegung der Bauchdecke. Bei der natürlichen Bauchatmung weitet sie sich mit der Einatmung (**1**) und senkt sich mit der Ausatmung.

Bei der umgekehrten Bauchatmung senkt sich mit der Einatmung die Bauchdecke (**2**) und mit der Ausatmung hebt sie sich an.

Bauchatmung

▶ Nehmen Sie die Grundhaltung ein, und legen Sie eine Hand auf den Bauch und die andere auf das Brustbein. Versuchen Sie beim Einatmen, die Brust möglichst wenig zu bewegen und die Bauchdecke anzuheben. Beim Ausatmen sinkt die Bauchdecke wieder. Kontrollieren Sie mit der einen Hand die Bauchbewegung und mit der anderen den Brustkorb.

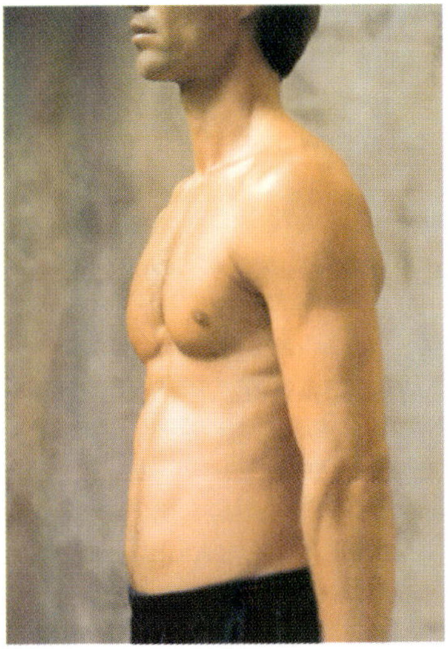

Einatmung bei der natürlichen Bauchatmung (1)

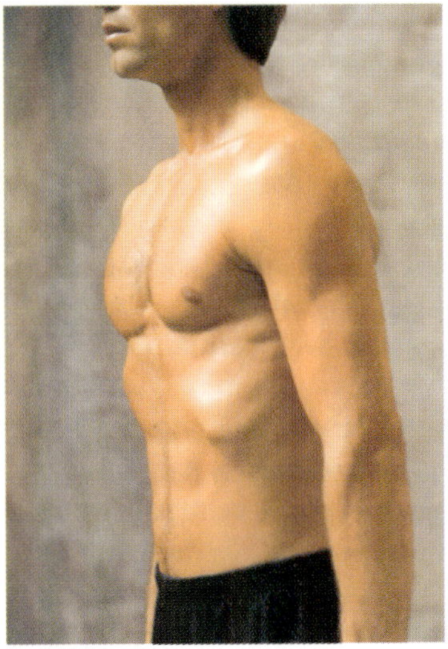

Einatmung bei der umgekehrten Bauchatmung (2)

So können Sie die natürliche Bauchatmung üben. Allerdings sollten Sie mit zunehmender Übung die Bauchbewegung nicht mehr steuern, sondern

Die Atmung

dahin kommen, daß sich der Bauch von alleine bewegt – so wie jede Atmung unwillkürlich geschehen soll.

Üben Sie jetzt auch die umgekehrte Bauchatmung:

▶ Nehmen Sie die Grundhaltung ein, und legen Sie eine Hand auf den Bauch und eine auf die Brust. Versuchen Sie, die Bauchdecke beim Einatmen leicht einzuziehen und beim Ausatmen den Bauch locker zu lassen, so daß sich die Bauchdecke wölbt. Der Brustkorb sollte sich wie bei der vorherigen Übung nur sehr wenig bewegen. Die Hände dienen wiederum der Kontrolle von Brust und Bauch.

Mit einem Schrei die Ausatmung unterstützen

Die umgekehrte Bauchatmung ist in den asiatischen Kampfkünsten weit verbreitet. Bei Angriffsbewegungen, insbesondere Fauststößen oder Fußtritten, wird »in den Bauch« ausgeatmet – das heißt, die Bauchdecke wölbt sich, denn diese Atemweise unterstützt den Einsatz von Kraft. Häufig wird ein Kampfschrei zur Unterstützung der Ausatmung eingesetzt.

▶ Stellen Sie sich in die Grundhaltung. Versuchen Sie, tief aus dem Bauch zu schreien. Probieren Sie dabei beide Bauchatmungen aus: die »natürliche« (die Bauchdecke zieht sich zusammen) und die »umgekehrte« (die Bauchdecke wölbt sich). Erspüren Sie, bei welcher Art der Atmung der Schrei kräftiger ist.

Bitte beachten Sie

Seien Sie vorsichtig beim Durchführen der Atemübungen. Heftiges Ein- und Ausatmen kann zu Unwohlsein oder anderen Beschwerden, wie Schwindel, Hyperventilation oder Beklemmungsgefühlen, führen. Forcieren Sie den Atem nicht, sondern atmen Sie leicht und ruhig. Falls Sie sich bei einer Übung unwohl fühlen, brechen Sie sie ab, gehen ein paar Schritte umher oder setzen sich einen Augenblick hin. Wahrscheinlich fühlen Sie sich relativ bald wieder so gut, daß Sie weiterüben können.
Sollte dies nicht der Fall sein, beenden Sie Ihr Übungsprogramm für den heutigen Tag.

Wenn Sie Ihre Nachbarn etwas schonen möchten, schreien Sie nicht so laut wie Sie können.

Brustatmung und Bauchatmung

Man kann den Unterschied auch bei leisen Schreien spüren. Wenn Sie mit dem Schreien nicht zurechtkommen sollten, können Sie mit der Faust oder der offenen Hand auf ein Kissen schlagen und dabei beide Atemweisen ausprobieren.

Die umgekehrte Bauchatmung hat im Vergleich zur natürlichen Bauchatmung einen stärkeren »Pumpeffekt« des Qi zur Folge. Dies hängt damit zusammen, daß sich bei der Einatmung der Bauchraum, in dem das Dan Tian liegt (Seite 17), durch die Senkung des Zwerchfells und der Bauchdecke relativ stark verengt und bei der Ausatmung durch das Heben des Zwerchfells und der Bauchdecke entsprechend stark vergrößert.
Dieses »Pumpen« wirkt nicht nur positiv auf den Fluß des Qi zum und vom Dan Tian, sondern auch auf die inneren Organe, die dadurch leicht massiert und in ihrer Tätigkeit angeregt werden, was wiederum dem gesamten Qi-Fluß zugute kommt.

■ Die Bewegungen des Tai Chi fördern eine tiefe Bauchatmung. Sie wird im wesentlichen durch die ständigen Gewichtsverlagerungen (vor und zurück) unterstützt. Grundsätzlich kann man sagen, daß beim Verlagern nach vorne ausgeatmet und nach hinten eingeatmet wird. Bewegungen, bei denen die Arme sich heben, sind meist mit der Einatmung verbunden, das Senken der Arme hingegen meist mit der Ausatmung. Wenn Sie regelmäßig Tai Chi üben, wird sich Ihre Atemweise von alleine auf eine der beiden Bauchatmungen umstellen – sofern Sie nicht sowieso schon mit dem Bauch atmen. Einigen Menschen liegt die natürliche Bauchatmung mehr, anderen die umgekehrte. Ihr Körper wird wissen, welche Atmung die richtige für Sie ist. Sie brauchen ihn nicht zu einer Atemweise zu zwingen.

Atmung nicht erzwingen

Beim Lernen der Figuren sollten Sie darauf achten, daß Sie durch die Nase ein- und ausatmen. Wenn Sie sicher sind im Ablauf der Form, ist es allerdings auch interessant, Ihren Atem einfach zu beobachten, ohne ihn zu steuern.

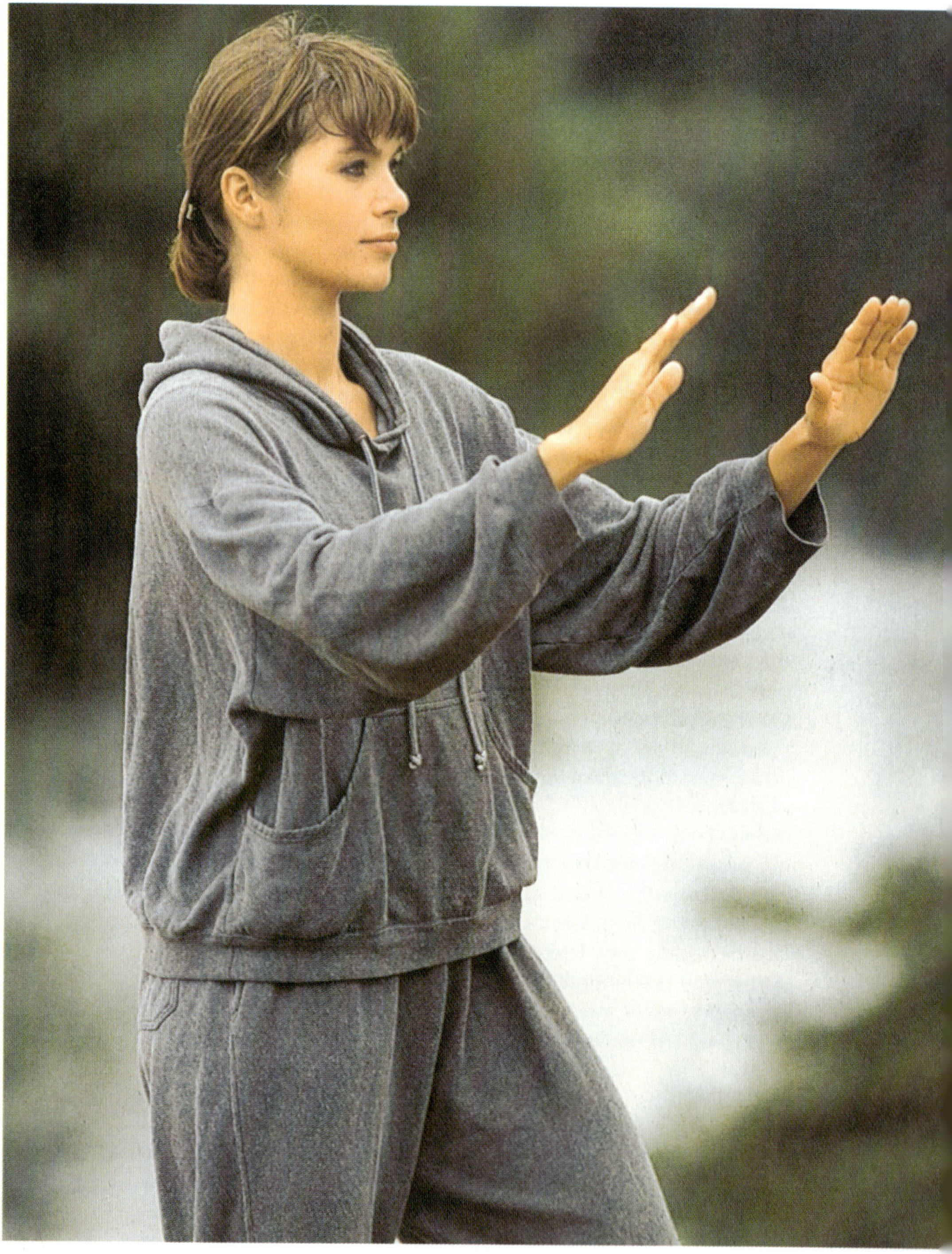

Harmonie in der Bewegung

Die Form ist der Kern des Tai Chi. Sie wird zuerst gelernt und immer wieder geübt. Die aneinandergereihten Bewegungen symbolisieren den Fluß der Lebensenergie, der eine so faszinierende Leichtigkeit in den Bewegungen ermöglicht.
Es ist wie ein Spiel: Mit dem Spielen kommt die Erfahrung, mit der Erfahrung die Leichtigkeit. Erfahren Sie Tai Chi, und lassen Sie die Leichtigkeit Einzug halten nicht nur in das Üben, sondern auch in Ihren Alltag.

Vorübungen

Bevor Sie damit beginnen, die »Form« zu üben, sollten Sie jedes Mal einige Lockerungs-, Dehnungs- und Atemübungen machen. Damit »schütteln Sie den Alltag von sich ab«, bekommen ein erstes Gefühl für den jeweiligen Zustand, in dem sich Ihr Körper – und Sie selbst – befinden, und bauen langsam die Konzentration auf, die Sie für das Üben der Form brauchen. Von den folgenden Übungen können Sie sich einige auswählen. Sie müssen nicht alle machen, und es ist auch nicht nötig, die Reihenfolge im einzelnen einzuhalten. Empfehlenswert ist es allerdings, mit einigen Lockerungsübungen zu beginnen und erst danach Dehnungsübungen zu machen, denn Dehnungen ohne Vorbereitung können zu Verletzungen führen.

Erst lockern, dann dehnen

Anschließend sollten Sie sich wieder lockern und die Vorübungen mit ein bis zwei Atemübungen abschließen.
Probieren Sie alle Übungen einmal aus, und stellen Sie sich dann ein eigenes Vorübungsprogramm zusammen, das Ihren derzeitigen Bedürfnissen entspricht. Falls Ihnen andere Übungen vertraut sind, die gut in ein Vorbereitungsprogramm passen, können Sie diese gerne mit aufnehmen.

Zur Lockerung

Führen Sie diese Übungen mit möglichst wenig Muskeleinsatz durch, und strengen Sie sich nicht an. Üben Sie, solange Sie möchten und es Ihnen gut tut. Eine vorgeschriebene Dauer der Übungen gibt es hier nicht.

Kreisen der Gelenke

▶ Begeben Sie sich in die Grundhaltung, und lassen Sie Ihre Hüfte kreisen. Fangen Sie mit kleinen Kreisen an, und lassen Sie die Kreise immer größer werden. Der Kopf bleibt dabei senkrecht oberhalb der Füße und dreht nicht mit. Wechseln Sie öfter mal die Richtung.
● Lassen Sie Ihre Schultern zuerst nach vorne und dann nach hinten kreisen. Machen Sie möglichst große Kreise, und achten Sie darauf, daß Ihre

Schultern dabei locker bleiben. Die Arme hängen entspannt am Körper herunter.

● Lassen Sie Ihre Hände in beide Richtungen kreisen, so daß sich die Handgelenke lockern.

● Stellen Sie sich auf ein Bein, und lassen Sie den Fuß des anderen, hochgehobenen Beines kreisen. Ändern Sie nach einiger Zeit die Richtung, und wechseln Sie anschließend das Bein.

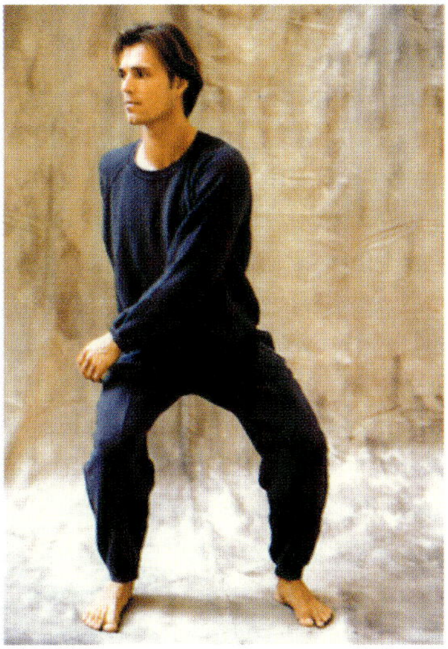

Arme schwingen lassen (2)

Arme schwingen lassen

▶ Begeben Sie sich in die Grundhaltung, und drehen Sie Ihren Rumpf vom Zentrum aus nach links und rechts. Ihre Füße bleiben fest auf dem Boden stehen. Lassen Sie Ihre Arme locker mit der Drehung nach links und rechts schwingen (**1**).

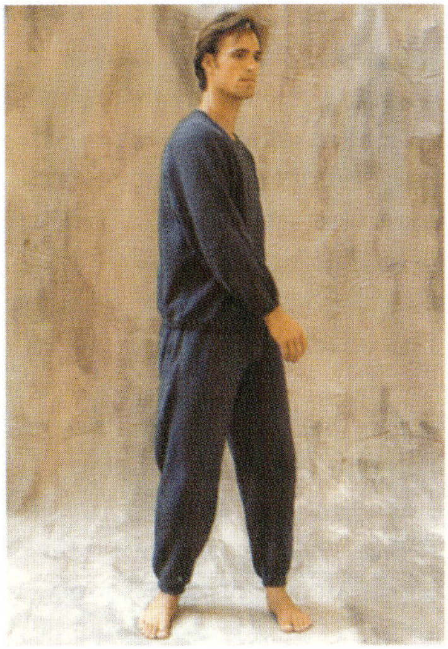

Arme schwingen lassen (1)

● Variieren Sie diese Übung, indem Sie beim Drehen im Wechsel in die Hocke gehen und wieder aufstehen (**2**).

Schütteln

Wichtig: Wenn Sie Knieschäden haben, sollten Sie diese Übung nur sehr vorsichtig oder gar nicht ausführen.

▶ Begeben Sie sich in die Grundhaltung, und wippen Sie ein wenig mit den Knien. Lassen Sie den Rest Ihres Körpers mit dieser Bewegung mitgehen und so in ein leichtes Schütteln kommen.

Körper abklopfen

Das Abklopfen des Körpers ist in China sehr beliebt. Es lockert nicht nur die Muskulatur, sondern unterstützt auch den Fluß der Energie. Meist beginnt man bei den Beinen und »arbeitet« sich über den Rumpf, die Arme und den Nacken bis zum Kopf vor. Sie können aber auch umgekehrt verfahren, das heißt, mit dem Kopf beginnen und mit den Füßen abschließen. Probieren Sie aus, welche Richtung Ihnen angenehmer ist.

Lockert die Muskulatur und regt den Energiefluß an

Es bleibt Ihnen überlassen, ob Sie mit offenen Händen oder lockeren Fäusten klopfen. Wichtig ist aber, daß Sie sachte und gleichmäßig klopfen und daß Sie sich auf keinen Fall weh tun.

▶ Stellen Sie sich aufrecht hin, beugen Sie sich nach unten und beklopfen Sie zuerst die Vorderseiten der Beine von der Hüfte abwärts und zurück; danach in derselben Weise die Rück-, Außen- und Innenseiten. Beziehen Sie auch die Füße ein.

● Beklopfen Sie besonders vorsichtig Ihren Unterleib, insbesondere die Leistengegend.

● Beklopfen Sie kräftig Ihr Gesäß und danach vorsichtig die Nierenregion.

● Gehen Sie über zu Brust und Bauch. Verweilen Sie bei jedem Körperteil ein wenig. Klopfen Sie kreisförmig oder einfach hoch und runter.

● Klopfen Sie mit der rechten Hand oder Faust die linke Schulter und den Nacken ab. Anschließend mit der linken Hand oder Faust die rechte Seite.

● Strecken Sie den linken Arm vor sich aus, und klopfen Sie mit der rechten Hand oder Faust von der Schulter bis zur Hand und zurück, an der Ober-, Unter-, Außen- und Innenseite. Wechseln Sie anschließend die Arme.

● Beklopfen Sie zum Abschluß den Kopf mit den Fingerkuppen. Beginnen Sie am Hinterkopf, gehen Sie weiter zur Schädeldecke, dann zur Stirn, zu den Schläfen, den Wangen und schließlich zum Kiefer. Reiben Sie anschließend die Hände aneinander, bis sie angenehm warm sind und »waschen« Sie Ihr Gesicht, indem Sie einige Male über das Gesicht streichen. Streichen Sie zum Abschluß über die Schädeldecke und den Hinterkopf.

Erfrischt und belebt

■ Widmen Sie sich mit besonderer Aufmerksamkeit dem Beklopfen der Nierenregion. Die Nieren spielen in der chinesischen Medizin eine besondere Rolle. Sie gelten als der Sitz des

Qi; deshalb ist es besonders wichtig, ihre Funktionsfähigkeit zu erhalten. Das Beklopfen und auch das Reiben der Nierenregion sind deshalb sehr beliebte und wichtige Übung in China. Wenn Sie wollen, können Sie sich dazu auch etwas nach vorne beugen.

Reiben der Nierenregion

Liegende Acht

Diese Übung lockert die Hüftgelenke und macht sie flexibel. Da die Hüftgelenke die Verbindung vom Rumpf zu den Beinen darstellen, ist dies für das Tai Chi besonders wichtig. Die Beine sind die »Säulen«, auf denen sich der Rumpf bewegt. Nur dann, wenn das Hüftgelenk flexibel und durchlässig ist, kann eine Verbindung zwischen Rumpf und Beinen zustande kommen.

▶ Nehmen Sie die Schrittstellung ein, der rechte Fuß ist vorne. Das Gewicht ist zu 70% auf Ihrem vorderen Bein, Ihr Bauch zeigt in die Richtung des vorderen Fußes. Die Arme hängen einfach herunter oder sind locker in die Hüften gestützt (1).

● Verlagern Sie Ihr Gewicht zu 100% zurück auf den linken Fuß, und drehen Sie den Körper nach links, bis der Bauch in die Richtung des linken Fußes zeigt

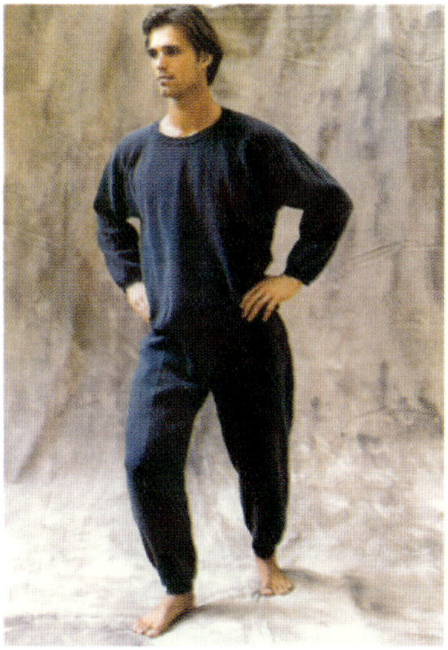

»Liegende Acht« (1)

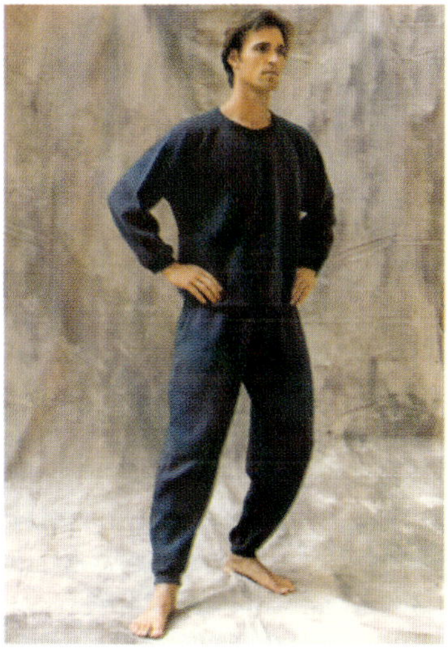

»Liegende Acht« (2)

● Verlagern Sie Ihr Gewicht wieder nach vorne, und drehen Sie sich in die Ausgangsstellung zurück (2).

Wiederholen Sie diesen Ablauf einige Male. Machen Sie den Schritt auch mal etwas größer, und wiederholen Sie die Übung, solange Sie gut stehen können.

- Führen Sie die gegenläufige Bewegung durch, indem Sie sich schon vor der Gewichtsverlagerung nach hinten nach links drehen und erst dann auf Ihr hinteres Bein zurückgewichten. Drehen Sie sich danach wieder nach rechts und gewichten nach vorne.
- Ändern Sie nach einiger Zeit die Schrittstellung, so daß der linke Fuß vorne und der rechte hinten steht, und üben Sie zur anderen Seite.

Zur Dehnung

Die Bewegungen werden geschmeidig

Dehnungsübungen sind eine gute Ergänzung zu den Bewegungen des Tai Chi. Wenn Sie vor dem Tai Chi immer einige Dehnungen ausführen, werden Sie relativ schnell zu einer geschmeidigen Bewegungsweise gelangen. In China ist es üblich, sich vor dem Tai Chi bis zu 30 Minuten zu dehnen. Wenn Sie nicht so viel Zeit dafür einsetzen wollen, ist es aber auch in Ordnung. Mindestens 10 Minuten müssen es allerdings schon sein, damit es wirkungsvoll sein kann.

Dehnungen müssen oft wiederholt werden

Der Erfolg der Dehnungsübungen liegt in der Wiederholung und der langsamen Steigerung. Führen Sie die einzelnen Übungen mehrmals hintereinander aus, und steigern Sie die Dehnungen, soweit es für Sie angenehm ist. Achten Sie darauf, daß Sie zwischen den Übungen immer eine kurze Pause machen.

Ich habe die Dehnübungen unterteilt in Übungen für die Beine, den Oberkörper, die Arme und den Nacken. Die Übungen wirken allerdings nicht nur in diesem Bereich, sondern sprechen immer auch andere Körperteile an. Die Unterteilung soll lediglich darauf hinweisen, in welchem Bereich Ihres Körpers Sie die Dehnung hauptsächlich spüren. Darauf sollten Sie achten:

Langsam und vorsichtig dehnen

- Führen Sie Dehnungsübungen stets langsam und vorsichtig aus, damit Sie sich nicht verletzen. Fangen Sie mit kleinen Dehnungen an, und verweilen Sie einen Augenblick in der jeweiligen Position, bevor Sie sie wieder lösen und anschließend etwas steigern.
- Übertreiben Sie niemals. Brechen Sie die Übung ab, wenn Sie Schmerzen verspüren.

Bedenken Sie, daß Muskeln und Sehnen, die vielleicht einige Jahre nicht gedehnt worden sind, längere Zeit brauchen, um wieder elastisch zu werden.
Ein paar Tips zur Atmung:

Richtig atmen

- Atmen Sie aus, wenn Sie in die Dehnung gehen.
- Atmen Sie ruhig weiter, wenn Sie in der Dehnung verweilen. Einige Menschen halten bei Dehnungen die Luft an und bekommen infolgedessen ein unangenehmes Druckgefühl in Brustkorb und Kopf. Mangelnde Sauerstoffversorgung kann außerdem zu Unwohlsein und Schwindel führen.
- Atmen Sie ein, wenn Sie die Dehnung auflösen.

Für die Beine

Die folgenden Übungen dehnen die Muskulatur der Beine und des unteren Rückens. Sie helfen zudem, die Hüftgelenke beweglicher zu machen.

Dehnung in Schrittstellung

▶ Stellen Sie sich in die Schrittstellung, rechtes Bein nach vorne. Das Gewicht ist zu 70% auf dem rechten Bein, Ihr Zentrum zeigt in Richtung des rechten Fußes (**Foto**).

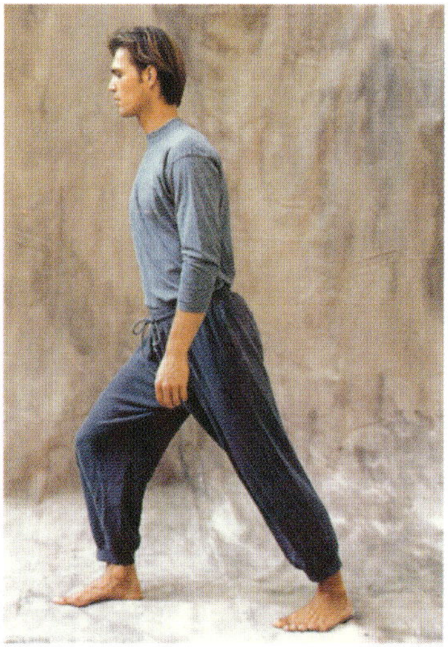

Dehnung in Schrittstellung

- Setzen Sie die hintere, linke Ferse auf den Boden, und drücken Sie dabei das linke Knie durch. Bleiben Sie etwa 30 Sekunden so stehen, und lockern Sie dann die Dehnung.
- Vergrößern Sie den Schritt etwas, und wiederholen Sie die Übung.
- Variieren Sie die Übung, indem Sie den linken Fuß aus der Schrittstellung herausdrehen und ihn in dieselbe Richtung zeigen lassen wie den rechten, also nach vorne. Drücken Sie die linke Ferse auf den Boden. Wechseln Sie nach einer Zeit auch die Schrittstellung. Achten Sie darauf, daß Sie den Rumpf immer aufrecht lassen und sich nicht nach vorne beugen.

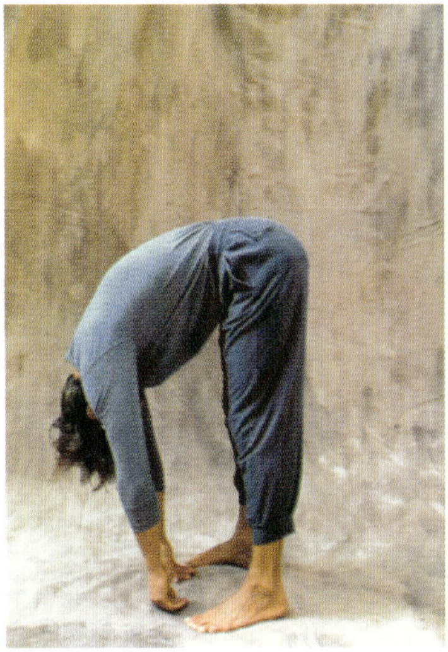

Die Füße fassen

Die Füße fassen

▶ Begeben Sie sich in die Grundhaltung. Beugen Sie sich langsam nach vorne beziehungsweise unten, und versuchen Sie, mit Ihren Händen, Ihre Unterschenkel oder gar den Boden zu berühren.

● Achten Sie bei dieser Übung darauf, daß Ihre Wirbelsäule beim Herunterbeugen möglichst gerade ist. Dazu müssen Sie im Hüftgelenk abknicken und nicht in der Taille.

● Wenn Sie nach vorne gebeugt sind, hängt der Kopf locker nach unten.

● Drücken Sie langsam Ihre Knie nach hinten durch und verweilen etwas in dieser Position (**Foto**).

● Lassen Sie die Knie wieder locker und richten die Wirbelsäule Wirbel für Wirbel von unten (Steißbein) nach oben (Halswirbel) auf, bis Sie wieder aufrecht stehen.

Bitte beachten Sie

Falls Sie zu Bluthochdruck neigen, sollten Sie bei allen Übungen, bei denen man sich nach unten beugt und der Kopf nach unten hängt, so daß das Blut in den Kopf schießt, besonders vorsichtig sein. Sprechen Sie im Zweifelsfall mit Ihrem Arzt oder Heilpraktiker darüber, ob Sie solche Übungen nicht oder nur kurz durchführen sollten.

Für den Oberkörper

Mit dem Kopf nicken

Diese Übung dehnt den Oberkörper sehr wirkungsvoll und leicht.

● Begeben Sie sich in die Grundhaltung, stellen Sie Ihre Füße aber etwa doppelt so weit auseinander wie gewohnt. Das Gewicht ist gleichmäßig auf beiden Beinen verteilt.

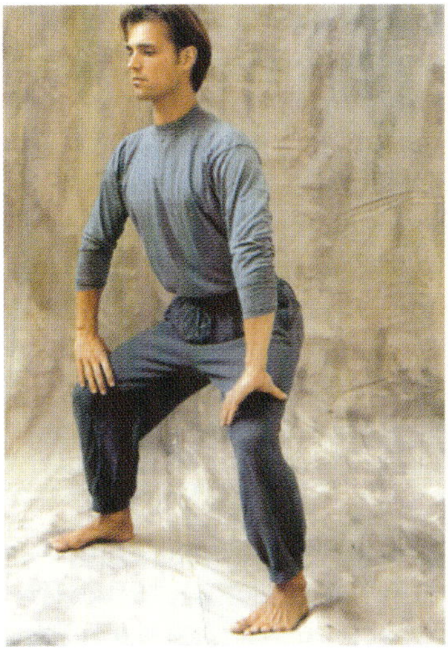

Mit dem Kopf nicken (1)

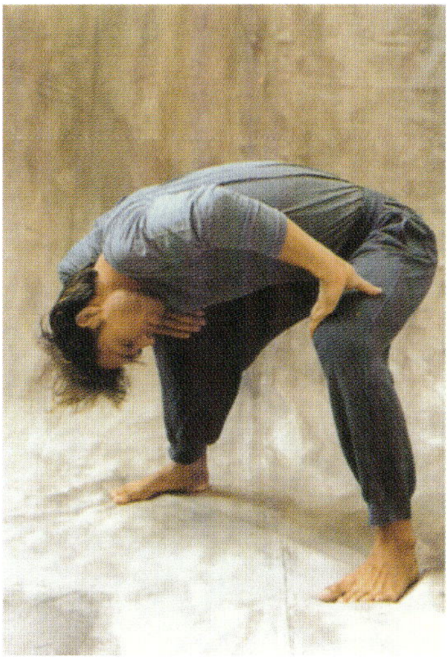

Mit dem Kopf nicken (2)

Je weiter Sie die Füße auseinander setzen, desto stärker wird die Dehnung. Übernehmen Sie sich nicht dabei!

- Gehen Sie ein wenig in die Hocke, und legen Sie die Hände auf die Knie, die Finger zeigen nach innen (**1**).
- Beschreiben Sie mit dem Oberkörper einen großen Kreis gegen den Uhrzeigersinn, das heißt, beugen Sie sich nach links herunter und legen das linke Ohr auf das linke Knie beziehungsweise auf den linken Handrücken.
- Atmen Sie aus, und verweilen Sie in dieser Position (**2**).
- Lösen Sie die Dehnung, und schwingen Sie mit dem Oberkörper langsam nach rechts. Legen Sie nun das rechte Ohr auf das rechte Knie, und verweilen Sie wieder ein wenig.
- Schließen Sie die Kreisbewegung ab, indem Sie sich wieder aufrichten und in die Ausgangsposition zurückkehren.
- Machen Sie zwei bis drei Kreise gegen und zwei bis drei Kreise im Uhrzeigersinn.

Die Wirbelsäule drehen

Diese Übung dient der Lockerung der Wirbelsäule, das heißt, sie dreht sich bei jeder Bewegung des Rumpfes um sich selbst und wird dadurch beweglicher.

Wichtig: Falls Sie Probleme mit den Wirbelkörpern oder den Bandscheiben haben, sollten Sie nur sehr vorsichtig üben.

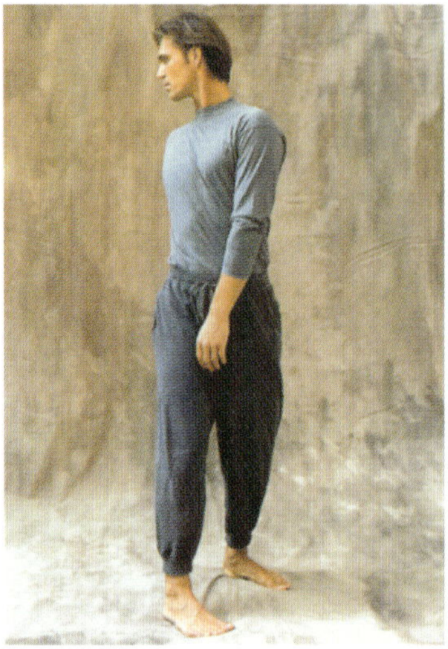

Die Wirbelsäule drehen

▶ Begeben Sie sich in die Grundhaltung, und drehen Sie zuerst die Hüfte und dann die Schultern soweit wie möglich nach rechts (**Foto**).

● Drehen Sie zurück in die Grundhaltung, und führen Sie die Übung zur anderen Seite hin aus.

● Lassen Sie die Füße dabei fest auf dem Boden, und bewegen Sie nur Ihren Rumpf, der sich im Verlauf der Übung immer weiter drehen läßt. Die Arme und der Kopf machen die Bewegung nur locker mit.

»Den Himmel stützen«

Diese Übung dehnt neben dem Oberkörper auch die Arme. Achten Sie auf folgende Punkte:

● Lassen Sie die Schultern gesunken.

● Die Arme bleiben leicht gebeugt, werden also nicht durchgedrückt.

● Das Steißbein sinkt nach unten, während die Arme nach oben steigen, so daß die Wirbelsäule gedehnt wird. Der Oberkörper hängt sozusagen an den Armen »wie ein Korb am Henkel«.

▶ Nehmen Sie die Grundhaltung ein. Führen Sie beide Arme seitlich am Körper hoch, bis Sie über dem Kopf die Hände falten können.

● Drehen Sie die Handflächen nach oben und dehnen Sie Ihre Arme nach oben beziehungsweise »stützen Sie den Him-

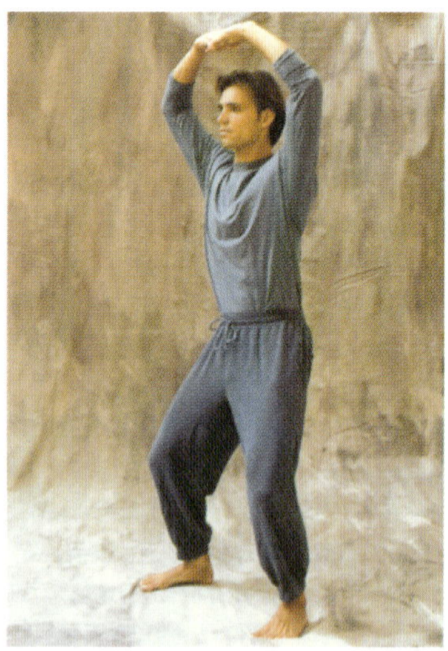

Den Himmel stützen

mel«, wie es im Chinesischen so schön heißt. Dabei atmen Sie aus. Verweilen Sie ein wenig in dieser Stellung (Foto Seite 66).
● Lösen Sie die Dehnung: Die Hände trennen sich voneinander und sinken langsam zurück in die Grundhaltung.
● Wiederholen Sie diese Übung nach Belieben.

Für die Arme

Wichtig bei diesen Übungen ist es, daß Sie die Schultern locker lassen und die Ellenbogen nicht durchdrücken.

Arme zur Seite strecken

▶ Begeben Sie sich in die Grundhaltung. Heben Sie die Arme seitlich bis in Schulterhöhe, die Handflächen sind zum Boden gerichtet.
● Schieben Sie die Arme, von den Schultern angefangen bis zu den Finger, nach außen – so daß Ihre Arme immer länger werden (**Foto**).
● Nach einer kurzen Weile lösen Sie die Spannung, lassen die Arme aber in der waagerechten Position.
● Wiederholen Sie die Übung nach Belieben, und lassen Sie die Arme zum Abschluß wieder langsam in die Grundhaltung sinken.

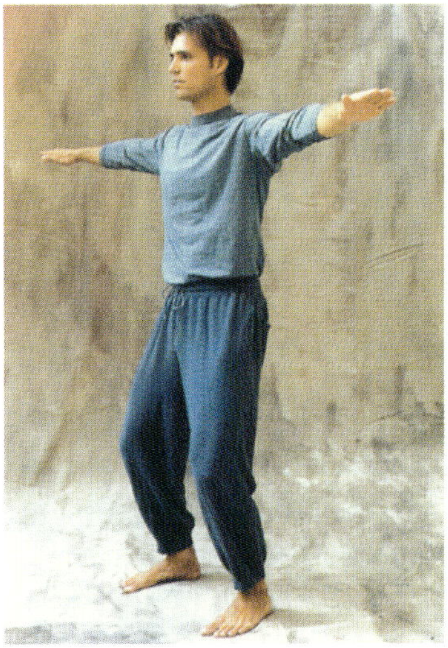

Die Arme zur Seite strecken

Probieren Sie auch die folgenden wohltuenden Variationen. Die Arme werden dabei ebenfalls auf Schulterhöhe zur Seite gestreckt.

● Richten Sie die Hände auf, so daß die Finger nach oben und die Handflächen zur Seite zeigen.
● Drehen Sie Arme und Hände nach hinten, bis die Handflächen nach oben zeigen.
● Drehen Sie Arme und Hände nach vorne, bis die Handflächen nach oben zeigen.
● Drehen Sie einen Arm nach vorne und einen nach hinten, bis beide Handflächen nach oben zeigen.

Für den Nacken

Achten Sie bei dieser Übung darauf, daß der Rumpf (Oberkörper und Schultern) nicht mitdreht. Es bewegen sich nur die Augen und der Kopf. Stellen Sie sich vor, daß die Augen den Kopf zur Seite ziehen.

Nach hinten schauen

▶ Stellen Sie sich in die Grundhaltung. Blicken Sie nach links, indem Sie die Pupillen nach links bewegen.
● Drehen Sie den Kopf ausatmend so weit wie möglich nach links. Verweilen Sie ein wenig in der Dehnung.
● Richten Sie die Pupillen nach rechts, und drehen Sie anschließend den Kopf nach rechts, wiederum so weit wie möglich. Nach einer kurzen Dehnphase drehen Sie wieder nach links.
● Führen Sie diese Dehnung mindestens zweimal in jede Richtung durch.

Atemübungen

Auch für diese Übungen gilt, daß sie mit möglichst wenig Aufwand ausgeführt werden. Wichtig ist außerdem, daß Sie ruhig und gleichmäßig atmen. Es ist nicht nötig, besonders lange und tiefe Atemzüge zu machen. Ein solches Bemühen behindert den Atem mehr, als daß es ihm nützt. Sie können die Atemübungen wahlweise mit leicht geöffneten oder geschlossenen Augen machen.

Den Atem betrachten

Bei einigen Atemübungen folgt die Aufmerksamkeit dem Atem, das heißt, der Atem wird nur »betrachtet«. Das hört sich einfacher an als es ist, denn in der Regel kommen einem dabei viele Gedanken in den Kopf (zum Beispiel: »Dies und das muß ich noch alles erledigen...«), die einen vom Atem ablenken. Machen Sie sich nichts daraus, denn dies ist ein völlig normaler Vorgang. Betrachten Sie in diesem Fall den Gedanken in aller Ruhe, verabschieden Sie sich dann aber mit Bestimmtheit von ihm, und kehren Sie wieder zu Ihrer Atmung zurück. Lassen Sie den Gedanken einfach ziehen und gehen ihm nicht weiter nach, denn sonst wird es immer schwieriger, zur Übung zurückzukehren.

■ Atmen Sie nicht zu schnell oder zu tief, denn eine vermehrte Sauerstoffaufnahme kann unangenehme Folgen wie Schwindelgefühle haben. Wenn Sie mit geschlossenen Augen üben, kann es sein, daß Sie bei längerem Stehen ins Schwanken geraten. Wenn Sie etwas vor und zurückpendeln, brauchen Sie sich darüber keine Sorgen zu machen, sofern Sie das Gleichgewicht nicht verlieren. Wenn das jedoch geschieht, unterbrechen Sie die Übung. Das Schwanken hört beim Öffnen der Augen sofort auf, und Sie können die Übung fortsetzen. Eventuell ist es besser, die Übung mit leicht geöffneten Augen zu Ende zu führen.

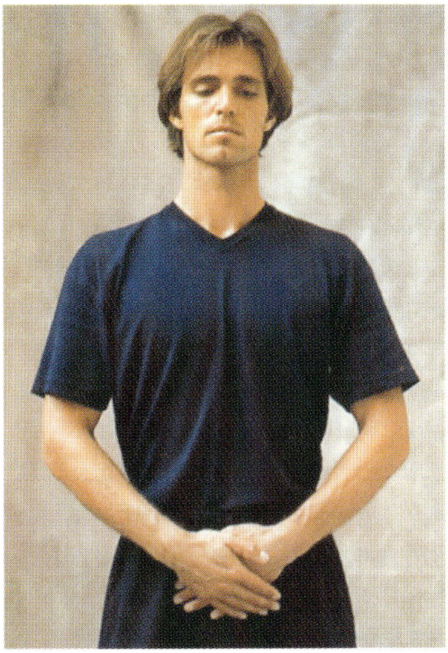

Dan-Tian-Grundhaltung

Dan Tian-Grundübung

Eine Grundübung, mit der Sie zur Ruhe kommen können.

▶ Stellen Sie sich in die Grundhaltung, und legen Sie Ihre Hände übereinander auf das Dan Tian, das Energiezentrum unterhalb des Bauchnabels. Frauen legen die rechte Hand zuerst auf das Dan Tian und dann die linke Hand auf die rechte. Männer machen es in umgekehrter Reihenfolge.

● Atmen Sie ruhig, gleichmäßig und tief durch die Nase – ohne sich dabei anzustrengen. Verfolgen Sie den Fluß des Atems mit Ihrer Aufmerksamkeit, ohne ihn dabei zu beeinflussen (**Foto**).

■ Allerdings ist es nicht einfach, seinen Atem über längere Zeit nur zu beobachten, ohne ihn zu manipulieren. Wenn Sie merken, daß Sie Einfluß auf Ihren Atem nehmen, sollten Sie versuchen, Ihren Körper, insbesondere Brust und Bauch, locker zu lassen. Die Atemmuskulatur kann sich dann entspannen und tut nur soviel, wie es für die natürliche, ungesteuerte Atmung nötig ist.

Spannung loslassen

Diese Übung hilft, Verspannungen zu lösen. Zu diesem Zweck wird der Körper Stück für Stück »beatmet«: Beim Einatmen denken Sie an einen Körperteil und lenken den Atem in Ihrer Vorstellung dorthin. Beim Ausatmen denken Sie: »Locker-

Vorübungen

lassen«, und stellen sich vor, wie die Spannung abfließt und aus Ihrem Körper entweicht.

▶ Begeben Sie sich in die Grundhaltung mit den Händen auf dem Dan Tian, und machen Sie einige ruhige Atemzüge.
● Lassen Sie die Arme locker hängen, und »beatmen« Sie Ihren Körper von oben nach unten: Beim Einatmen denken Sie an die Schädeldecke und lenken den Atem in Ihrer Vorstellung dorthin. Beim Ausatmen denken Sie: »Schädeldecke locker lassen.« Wiederholen Sie diesen Vorgang beim nächsten Atemzug.
● Gehen Sie über zum Gesicht und lenken mit dem Einatmen den Atem dorthin. Beim Ausatmen das Gesicht locker lassen.
● Gehen Sie auf diese Weise weiter zum Nacken, zu den Schultern, den Oberarmen, Unterarmen, Händen, zur Brust, zum oberen und unteren Rücken, zum Bauch, zum Unterleib, zum Damm, zu den Oberschenkeln, Unterschenkeln und schließlich zu den Füßen. An jeder Körperstelle verweilen Sie zwei Atemzüge lang und gehen dann weiter.
● Zum Abschluß legen Sie die Hände wieder auf das Dan Tian und machen einige ruhige Atemzüge.

Wenn eine Körperpartie sehr verspannt ist, können Sie dort die Zahl der Atemzüge nach Belieben erhöhen. Bei jedem Wechsel von einer Körperpartie zur nächsten können Sie einige »normale« Atemzüge machen, ohne sich auf irgendeine Körperstelle zu konzentrieren. Es ist auch möglich, die Hände während der gesamten Übung auf dem Dan Tian zu lassen. Wenn Sie wollen, können Sie diese Übung auch zweimal hintereinander durchführen.

Atem und Bewegung

Bei dieser Übung wird eine Grundbewegung des Tai Chi mit der Atmung in Verbindung gebracht. Hierbei kommt es darauf an, das richtige Tempo zu finden. Achten Sie darauf, daß Sie Ihr Gewicht nicht zu schnell nach vorne und nach hinten verlagern und damit zu schnell atmen.

▶ Nehmen Sie die Schrittstellung ein, der rechte Fuß steht vorne, das Gewicht ist vorne. Mit dem Einatmen gewichten Sie zurück und mit dem Ausatmen nach vorne. Die Einatmung erfolgt durch die Nase, die Ausatmung durch Nase oder Mund. Ihre Aufmerksamkeit folgt der Atmung.

»Zweifaches Einsammeln des Qi«

Diese Übung bildet den Abschluß bei zahlreichen Qi Gong-Übungen, und ich empfehle Sie Ihnen als Abschluß der Vorübungen zum Tai Chi.

▶ Begeben Sie sich in die Grundhaltung. Mit dem Einatmen führen Sie beide Hände vor dem Körper hoch, die Handflächen zeigen nach oben. Sie setzen die Armbewegung fort, bis die Handflächen zum Kopf beziehungsweise nach hinten zeigen (**1**).

- Beim Ausatmen lassen Sie die Hände mit den Handflächen nach unten dicht vor dem Kopf und dem Oberkörper bis zum Dan Tian hinabsinken. Die Finger zeigen dabei zueinander.
- Wiederholen Sie diese Bewegung.
- Beim nächsten Einatmen schieben Sie die Hände mit den Handflächen nach vorne in der Höhe des Dan Tian waagerecht von sich weg (**2**).
- Mit dem Einatmen führen Sie die Hände zurück zum Dan Tian und legen sie übereinander – Frauen: linke Hand über die rechte, Männer: rechte Hand über die linke.
- Bleiben Sie einige Atemzüge lang in dieser Position, und lassen Sie dann die Hände sinken, bis sie locker neben dem Körper hängen.

»Zweifaches Einsammeln des Qi« (1)

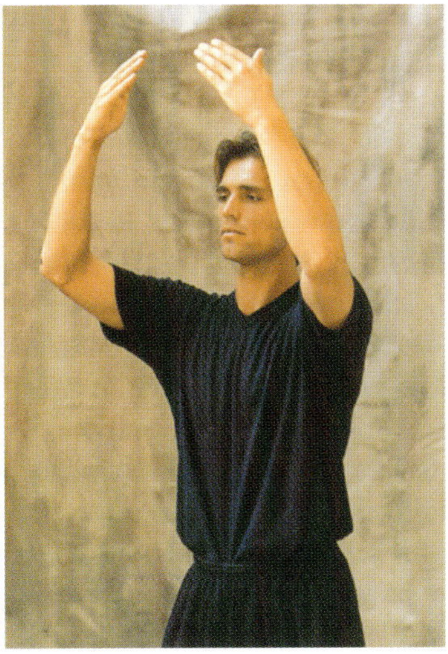

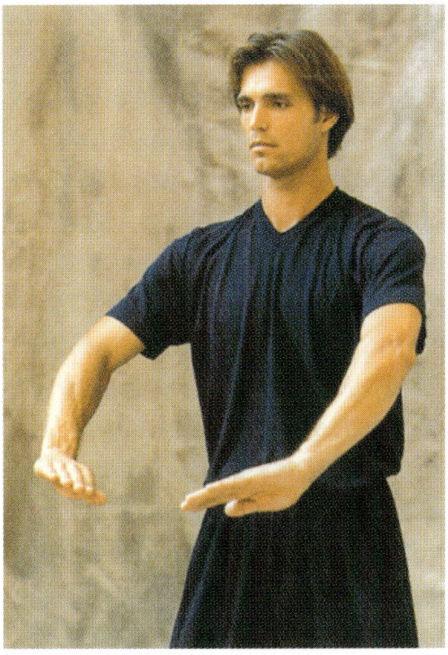

»Zweifaches Einsammeln des Qi« (2)

Die Form des Tai Chi

Jeder, der mit Tai Chi beginnt, lernt eine »Form«, das heißt, eine festgelegte Folge von Bewegungen. Eine Form besteht aus mehreren »Figuren«, manchmal auch »Bilder« genannt, die fließend nacheinander ausgeführt werden. Diese Figuren stammen ursprünglich aus der Selbstverteidigung. Sie sind Abwehr- und Angriffstechniken, die aus jeweils unterschiedlich vielen Einzelbewegungen zusammengesetzt sind.

Figuren aus der Selbstverteidigung

Kurze Form des Yang-Stils

Die im folgenden beschriebene kurze Form vermittelt Ihnen einen guten Eindruck davon, welcher Art die Bewegungen sind, die beim Tai Chi ausgeführt werden. Der Ablauf dieser Form entspricht, von einigen wenigen Abweichungen abgesehen, dem ersten Teil der traditionellen Form des Yang-Stils (Seite 11 f.); es wurden lediglich einige Wiederholungen weggelassen. Ein Durchgang dauert je nach Übungsgeschwindigkeit drei bis fünf Minuten (traditionelle Form: 20 Minuten), wobei beliebig viele Durchgänge nacheinander gemacht werden können. Sollten Sie Spaß am Tai Chi gewinnen und sich dazu entschließen, einen Kurs zu belegen, so werden Sie mit großer Wahrscheinlichkeit eine Form lernen, die mit demselben Ablauf beginnt – zumindest werden Ihnen alle Figuren wieder begegnen.

Orientierung nach den Himmelsrichtungen

Um die Richtungen der Körperdrehungen kurz und prägnant zu beschreiben, werden in den Anleitungen Himmelsrichtungen angegeben. Teilen Sie deshalb Ihren Übungsplatz in Norden, Westen, Osten und Süden ein. Wenn Sie Schwierigkeiten haben, sich diese Einteilung zu merken, machen Sie sich vier große, gut lesbare Zettel mit den Bezeichnungen

Norden, Westen, Osten und Süden, und legen Sie diese an die jeweiligen Plätze. Dabei spielt es keine Rolle, ob der »Norden Ihres Übungsplatzes« auch dem »Norden der Natur« entspricht. Diese Einteilung ist in China üblich und dient als Orientierungshilfe, die auch Ihnen beim Lernen und später beim eigenständigen Üben helfen wird.

Der Bauch zeigt die Richtung

Wie Sie bereits gelernt haben, geht die Bewegung immer vom Zentrum aus. Die Ausrichtung nach den Himmelsrichtungen wird dementsprechend durch den Bauch(-nabel) bestimmt. Wenn es zum Beispiel heißt: »Drehen Sie nach Osten«, so bedeutet das, daß Sie Ihr Zentrum so weit drehen, bis der Bauch(-nabel) nach Osten zeigt.

Schauen Sie beim Üben immer waagerecht nach vorne. Fixieren Sie Ihren Blick nicht auf irgendeinen Punkt, sondern lassen Sie den Blick weit werden, so daß Sie ein möglichst großes Blickfeld haben. Achten Sie darauf, daß Sie Ihre Hände immer sehen können.

Grundsätzlich wird bei den Beschreibungen zuerst die Bewegung des Zentrums und die daraus resultierende Beinbewegung angegeben. Anschließend wird die Bewegung der Arme beschrieben, die zeitgleich mit der Bewegung des Zentrums ausgeführt wird. Wenn nicht anders beschrieben sind die Hände in der Grundhaltung (»Hand der schönen Frau«, Seite 41).

Die einzelnen Figuren sind zu Ihrer besseren Orientierung dem Bewegungsablauf entsprechend gegliedert worden: Bewegungen, die gleichzeitig gemacht werden müssen, stehen unter einem Punkt. Jeder Punkt markiert eine neue Bewegungsphase.

Lesen Sie jeweils zunächst den gesamten Text zu einer Figur, und setzen Sie ihn dann Punkt für Punkt um.

Tips gegen Fehler

Die Tips zum Üben, die fast jeder Figurbeschreibung folgen, lesen Sie am besten erst dann, wenn Sie die Figur wenigstens einmal geübt haben, weil Sie dann besser verstehen, worum es geht. Die Tips sollen Ihnen dabei helfen, häufig auftretende Fehler zu vermeiden. Außerdem werden Hinweise auf Grundübungen aus dem zweiten Kapitel gegeben, die Sie nochmals anschauen können, wenn Sie Ihr Üben vertiefen wollen.

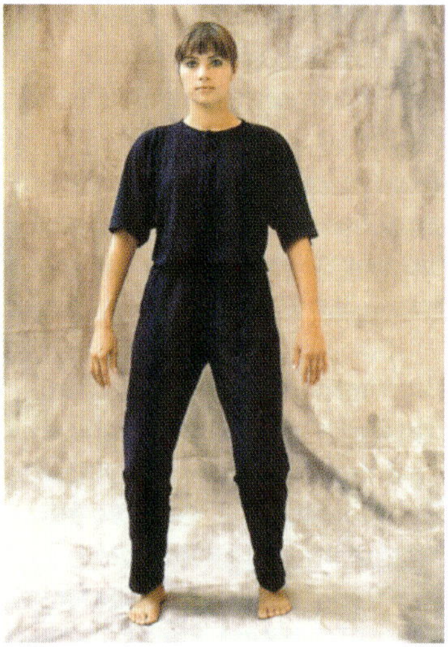

Das Qi wecken (1)

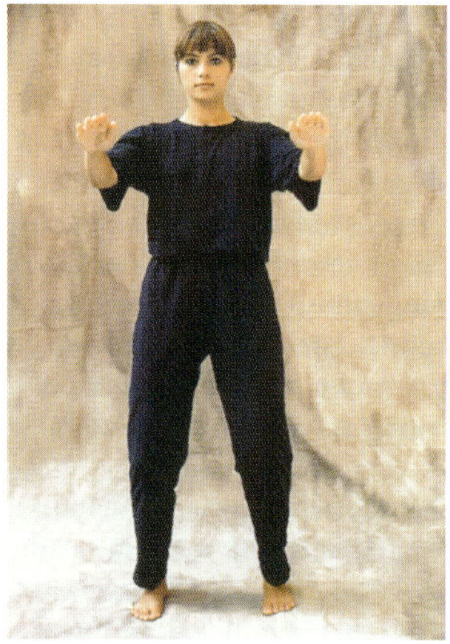

Das Qi wecken (2)

Figur 1: Das Qi wecken

▶ Begeben Sie sich in die Grundhaltung, Richtung Norden (1).

● Lassen Sie beide Arme gleichzeitig langsam nach oben in die Waagerechte schweben. Die Hände sind nach Norden, die Handflächen nach unten gerichtet (2).

● Lassen Sie die Arme in die Grundhaltung zurücksinken.

Tips zum Üben:

● Lassen Sie Ihre Schultern sinken, auch wenn Ihre Arme nach oben schweben.

● Lassen Sie die Ellenbogen locker, drücken Sie die Arme nicht durch.

Figur 2: Den Vogel am Schwanz fassen

Diese Figur ist die Grundfigur des Tai Chi. Sie ist unterteilt in fünf Abschnitte.

Abwehr nach links

▶ Verlagern Sie Ihr Gewicht zu 100% auf das linke Bein.

● Drehen Sie sich nach Nordosten (rechts), wobei der rechte Fuß auf der Ferse mitdreht. Lassen Sie Ihre rechte Hand während der Drehung hoch bis vor die Brust schwingen, die Handfläche zeigt nach unten, die linke Hand schwingt vor den Unterleib, Handfläche nach oben (1).

Figur 2: Den Vogel am Schwanz fassen

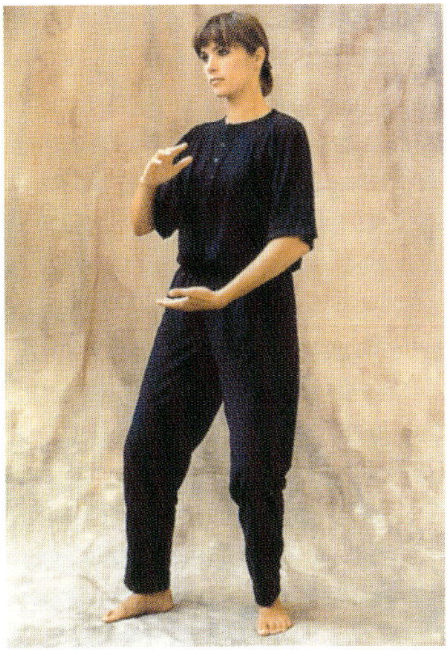

Abwehr nach links (1)

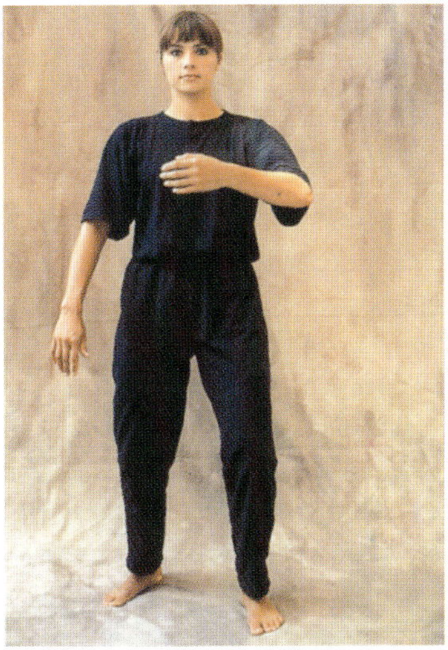

Abwehr nach links (2)

- Verlagern Sie das Gewicht (100%) auf das rechte Bein, und setzen den linken Fuß eine Fußlänge nach Norden (vorne).
- Verlagern Sie Ihr Gewicht zu 70% auf das linke Bein, und drehen Sie sich nach Norden (links). Der linke Arm steigt bei dieser Gewichtsverlagerung hoch, bis der Unterarm fast waagerecht mit zum Körper zeigender Handfläche vor der Brust liegt.Die rechte Hand sinkt währenddessen nach unten und kommt mit der Handfläche nach hinten vor der rechten Hüfte zum Ruhen (**2**).

Tips zum Üben:

- Verlagern Sie Ihr Gewicht, bevor Sie mit den Drehungen beginnen.
- Die Arme machen bei der ersten Drehung (Richtung Nordosten, nach rechts) die Bewegung »Ball halten«, die Sie bereits kennen (Seite 38).
- Bevor Sie den Schritt mit dem linken Bein machen, müssen Sie Ihr Gewicht komplett auf das rechte Bein beziehungsweise den rechten Fuß verlagert haben.
- Der Schritt mit dem linken Bein führt in die Schrittstellung.
- Wenn Sie die Endposition der Figur erreicht haben, stellen Sie sich vor, daß der linke Arm einen schützenden, abwehrenden Bogen vor Ihrem Oberkörper bildet.
- Halten Sie Ellenbogen und Schultern der angehobenen

Arme möglichst locker; lassen Sie sie sinken.

Abwehr nach rechts

▶ Verlagern Sie Ihr Gewicht (100%) auf Ihr linkes Bein, wobei sich die rechte Ferse leicht vom Boden löst.

● Drehen Sie Ihr Zentrum nach Nordosten (rechts). Arme und Hände drehen sich so, daß die Handflächen einander zugewandt sind: Der linke Arm bleibt in seiner Position, kommt aber durch die Drehung des Zentrums in Brusthöhe vor den Körper, die Handfläche dreht sich nach unten. Der rechte Arm wandert in einer schaufelnden Bewegung ebenfalls vor die Körpermitte, etwa in Bauchhöhe, die Handfläche richtet sich nach oben (**1**).

● Heben Sie nun den rechten Fuß vom Boden ab, und setzen Sie ihn an der gleichen Stelle neu auf, nur nach Osten ausgerichtet.

● Verlagern Sie Ihr Gewicht (70%) nach rechts und drehen sich nach Osten (rechts). Dabei dreht der linke Fuß auf der Ferse mit bis Nordosten. Der rechte Arm steigt hoch, bis er fast waagerecht vor der Brust liegt, mit der Handfläche zum Körper. Der linke Arm sinkt nur leicht, so daß er am Ende etwas tiefer ist als der rechte Arm. Die linke Hand zeigt nach Osten, Handfläche nach unten (**2**).

Abwehr nach rechts (1)

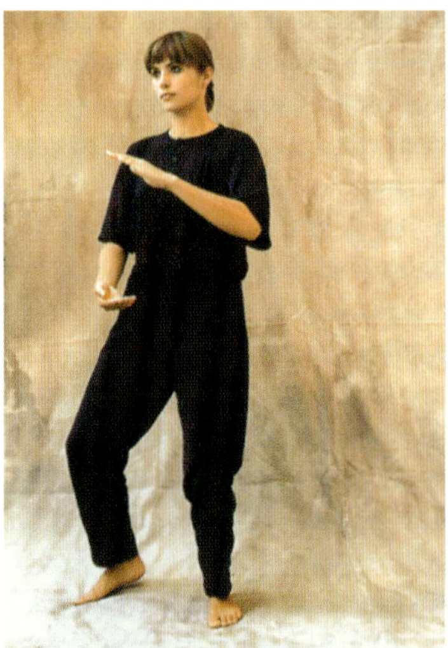

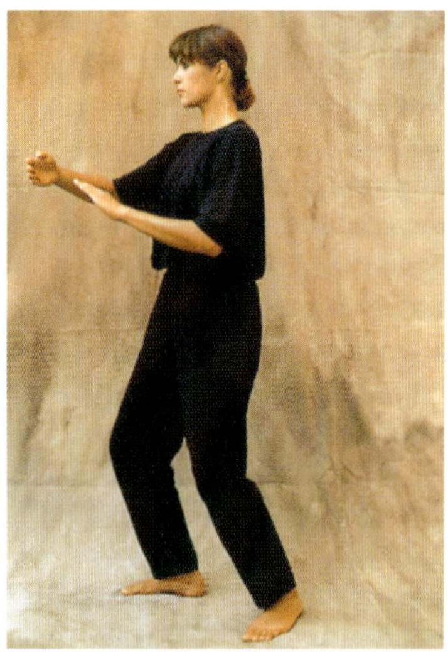

Abwehr nach rechts (2)

Tips zum Üben:
- Stehen Sie sicher auf dem linken Bein (Knie über Fuß), während Sie drehen, den rechten Fuß anheben und neu setzen.
- Ihre Arme und Ihre Hände drehen sich zu Beginn der Figur wieder zum »Ball halten« (Seite 38) wie schon beim letzten Abschnitt der Figur (»Abwehr nach links«), dieses Mal ist die linke Hand oben, und der rechte Arm bildet einen schützenden Bogen.
- Der rechte Fuß kann am Ende der Schrittstellung auch etwas weiter rechts aufgesetzt werden als sonst in der Schrittstellung üblich, keinesfalls aber sollte er weiter nach links rutschen.
- Halten Sie Schultern und Ellenbogen locker.

Zurückziehen

▶ Verlagern Sie Ihr Gewicht (100%) nach hinten auf das linke Bein, und drehen Sie dann nach Nordosten (links). Der linke Arm macht einen Bogen im Uhrzeigersinn nach unten (links herum): Die linke Hand sinkt herunter, schwingt am Unterleib vorbei und steigt bis etwa auf Schulterhöhe. Die linke Hand zeigt nach Nordwesten, die Handfläche ist nach unten gerichtet (**Foto oben**).

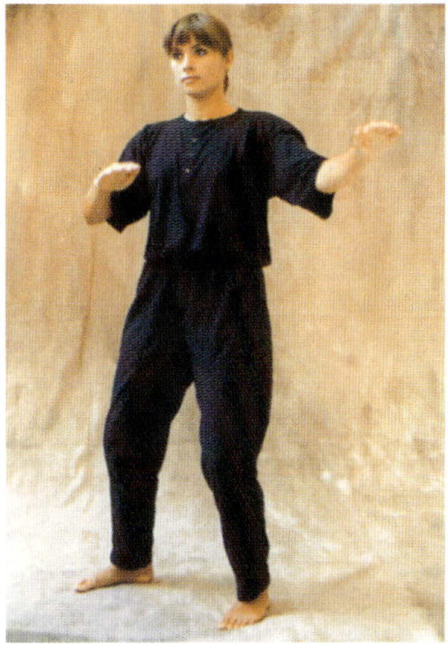

Zurückziehen

Der rechte Arm macht einen Bogen gegen den Uhrzeigersinn oben herum: Die rechte Hand steigt etwas, zieht am Kinn vorbei und sinkt vor der Brust bis auf die gleiche Höhe wie die linke Hand, die Handfläche zeigt ebenfalls nach unten.

Tips zum Üben:
- Achten Sie auf die richtige Position von linkem Knie und linkem Fuß in der Endstellung! Das Knie muß senkrecht über dem Spann des Fußes sein; Fuß und Knie zeigen in dieselbe Richtung.
- Die gegenläufige Armbewegung haben Sie bereits ausführlich geübt bei den Grundübungen (Seite 39).

Drücken

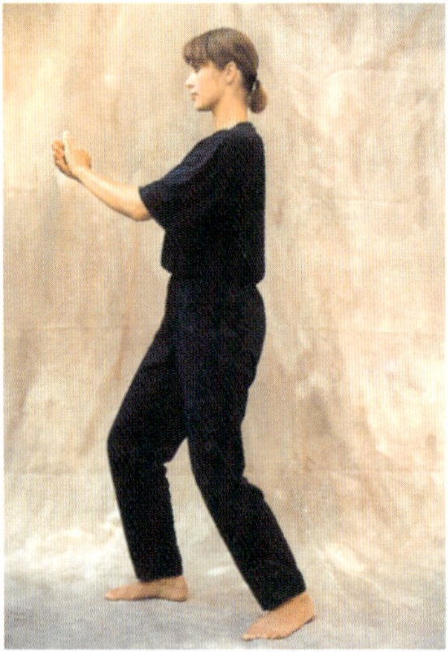

Drücken

▶ Verlagern Sie Ihr Gewicht (70%) nach vorne auf das rechte Bein, und drehen Sie sich zurück nach Osten (rechts).
Der rechte Arm setzt den Bogen gegen den Uhrzeigersinn fort: Die Hand zieht am Bauch vorbei nach vorne, der Arm steigt hoch, bis er fast waagerecht vor der Brust liegt, mit Handfläche zum Körper.
Der linke Arm führt seinen Bogen im Uhrzeigersinn fort und schwingt am Gesicht vorbei nach vorne. Dabei wird er etwas im Ellenbogengelenk gebeugt, so daß der Unterarm fast senkrecht steht und die Hand mit nach oben zeigenden Fingern in die rechte Hand sanft »hineinfällt«, so daß sich beide Handflächen leicht berühren.

Tips zum Üben:
● Die Armbewegung ähnelt dem »Gegenläufigen Kreisen« (Seite 39).
● Die Haltung des rechten Arms entspricht in der Endstellung der »Abwehr nach rechts«.
● Lassen Sie beide Ellenbogen in der Endstellung locker.
● Ihre Füße bleiben während während der Abschnitte »Zurückziehen« (Seite 77) und »Drücken« unbewegt und halten stabilen Kontakt zum Boden.

Stoßen

▶ Verlagern Sie Ihr Gewicht (100%) zurück auf das linke Bein.
Die Hände trennen sich und kommen etwas dichter an die Brust. Die Handflächen zeigen nach vorne unten (**1**).
● Verlagern Sie das Gewicht (70%) wieder nach vorne auf das rechte Bein, und behalten Sie die Arme vor dem Oberkörper (**2**).

Tips zum Üben:
● Konzentrieren Sie sich auf die Gewichtsverlagerung des

Stoßen (1)

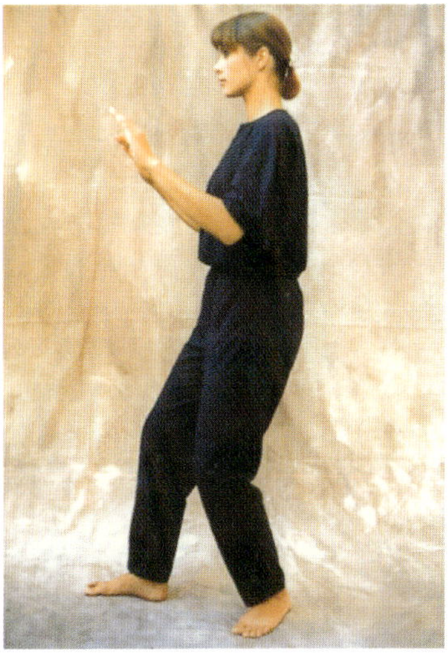

Stoßen (2)

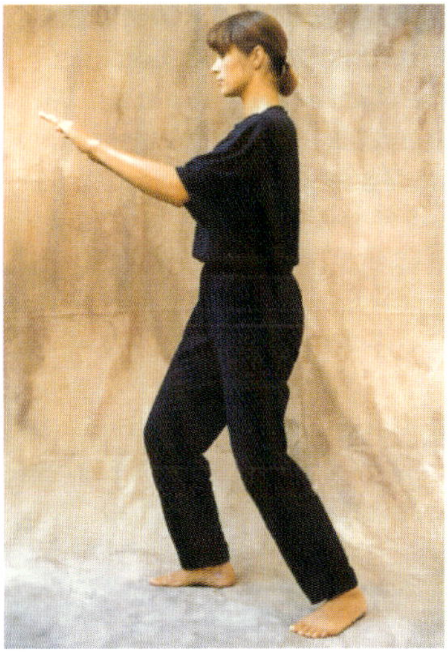

Zentrums nach hinten und nach vorne, und stellen Sie sich vor, Sie würden etwas von sich weg stoßen.

● Die Armbewegung ist ziemlich klein. Lassen Sie die Arme bei der Gewichtsverlagerung nach vorne relativ dicht vor dem Oberkörper, und strecken Sie die Arme nicht aus.
● Achten Sie darauf, daß etwas Raum unter den Achseln bleibt.

Figur 3: Die Peitsche

▶ Verlagern Sie Ihr Gewicht (100%) zurück auf das linke Bein.
Die Arme strecken sich währenddessen nach Osten (vorne), bis sie fast waagerecht sind.
● Drehen Sie nach Norden (links). Dabei drehen der rechte Fuß und beide Arme mit nach Norden (**1**).
● Verlagern Sie Ihr Gewicht (100%) auf das rechte Bein.
Die rechte Hand bildet den »Vogelkopf« (Seite 41); der rechte Ellenbogen sinkt, so daß der »Vogelkopf« sich der rechten Schulter nähert.
Der linke Arm macht einen Bogen gegen den Uhrzeigersinn: Die Hand sinkt und schwingt am Unterleib vorbei vor die rechte Hüfte. Die Handfläche zeigt nach oben zum »Vogelkopf« (**2**).

Die Form des Tai Chi

Die Peitsche
(1)

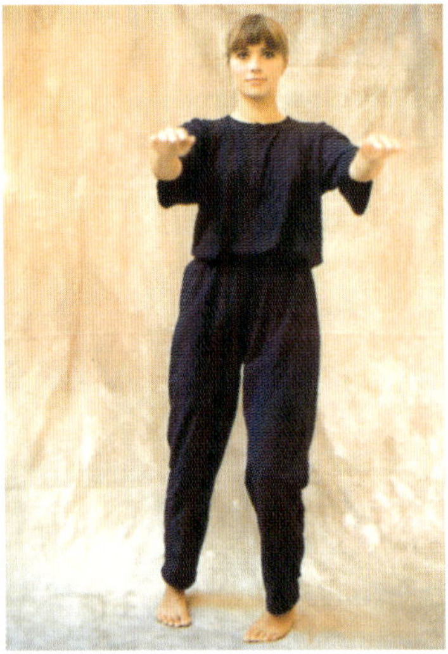

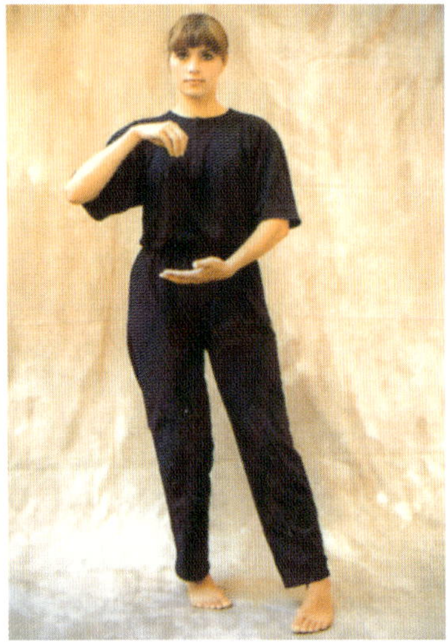

Die Peitsche
(2)

● Drehen Sie nach Nordwesten (links) und machen mit Ihrem linken Bein einen Schritt nach links, der Fuß zeigt nach Westen (**3**).

● Verlagern Sie Ihr Gewicht (70%) auf das linke Bein, drehen Sie Ihr Zentrum nach Westen. Der rechte Fuß dreht auf der Ferse nach Nordwesten.

Die Peitsche
(3)

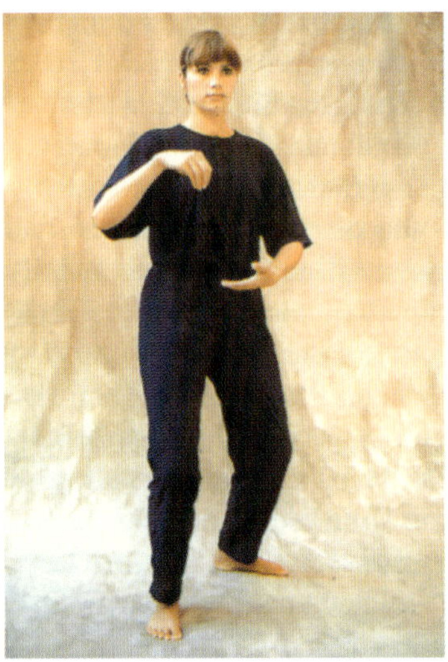

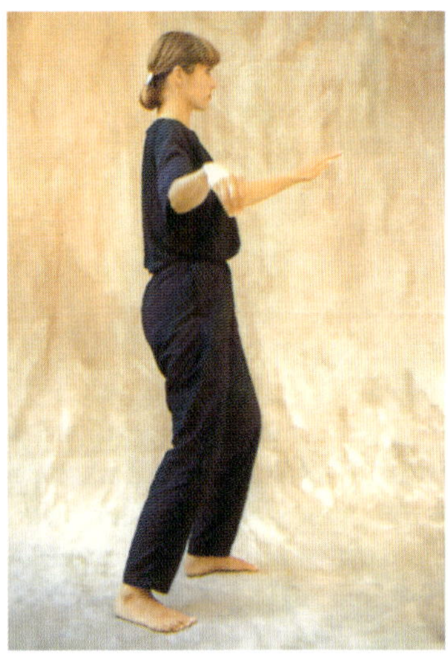

Die Peitsche
(4)

Der linke Arm führt seinen Bogen gegen den Uhrzeigersinn fort: Die Hand steigt und zieht am Gesicht vorbei, bis sie mit der Handfläche nach Westen zeigt. Dabei wird der linke Arm nach Westen gestreckt.
Der rechte Arm streckt sich während des Verlagerns und zeigt am Ende nach Norden (**4**).

Tips zum Üben:
- Auch wenn die Arme gestreckt sind, bleiben die Ellenbogen immer etwas gesunken und sind nie ganz ausgestreckt.
- Während des Drehens nach Nordwesten und des Schreitens müssen Sie gut auf dem rechten Bein stehen.
- Der Schritt mit dem linken Bein wird Ihnen wahrscheinlich am Anfang nicht leicht fallen. Versuchen Sie, den Schritt so sanft wie möglich nach links zu setzen. Es kommt nicht darauf an, möglichst weit nach Westen zu schreiten. Die Endposition ist die Schrittstellung links (Seite 43), das heißt, das linke Bein steht vorne.

Figur 4: Hände heben

▶ Verlagern Sie Ihr Gewicht (100%) auf Ihr linkes Bein, und drehen Sie sich nach Nordwesten.
Der rechte Fuß löst sich dabei aus seiner Position und rutscht etwas Richtung Westen (links). Bringen Sie ihn mit nach Norden zeigenden Zehen in den »Fersenstand« (Seite 43).
Beide Arme sinken zunächst bogenförmig Richtung Unterleib und steigen dann wieder bis auf Brusthöhe. Die rechte Hand löst dabei den »Vogelkopf« auf und wird wieder zur »Hand der schönen Frau« (Seite 41).

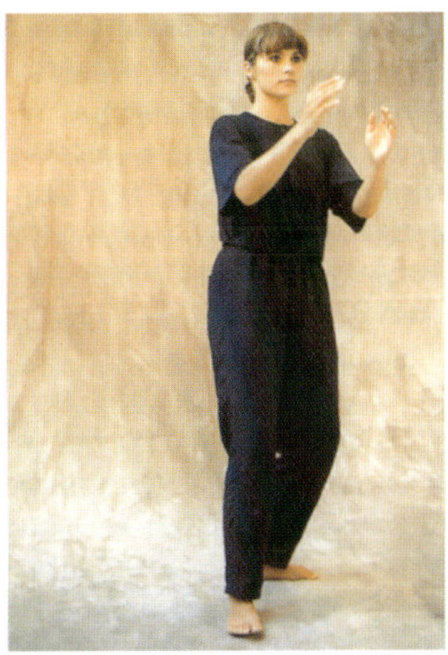

Die Hände heben

Am Ende zeigen die Finger nach Nordwesten, die Handflächen sind einander zugewandt, wobei die rechte Hand etwas weiter vorne ist.

Tips zum Üben:
- Stehen Sie sicher auf dem linken Bein.
- Lassen Sie den rechten Fuß auf dem Boden entlang rutschen, und machen Sie keinen Schritt.
- Wenn Sie das rechte Bein entspannt lassen, nimmt der Fuß von alleine die richtige Position ein.
- Stellen Sie sich beim letzten Teil der Armbewegung vor, Sie würden etwas hochheben, und achten Sie darauf, daß die Oberarme dem Körper nicht anliegen, sondern daß unter den Achseln noch etwas Platz ist.
- Sie können die Bewegung auch nach Norden ausführen. Dann zeigen das Dan Tian und die Hände nach Norden. Achten Sie in diesem Fall besonders auf Ihr Standbein (Knie über dem Fuß).

Figur 5: Der weiße Kranich breitet seine Flügel aus

▶ Drehen Sie sich ein wenig Richtung Westen (links), und lassen den rechten Fuß auf der Ferse mitdrehen, bis er nach Nordwesten zeigt.
- Setzen Sie den rechten Fuß auf und verlagern Sie Ihr Gewicht (100%) auf Ihr rechtes Bein.
- Drehen Sie sich nach Westen. Der linke Fuß rutscht etwas nach rechts vor den rechten Fuß in den »Katzenstand«, nach Westen ausgerichtet (Seite 43). Beide Arme beschreiben Bögen im Uhrzeigersinn: Die linke Hand zieht am Unterleib vorbei

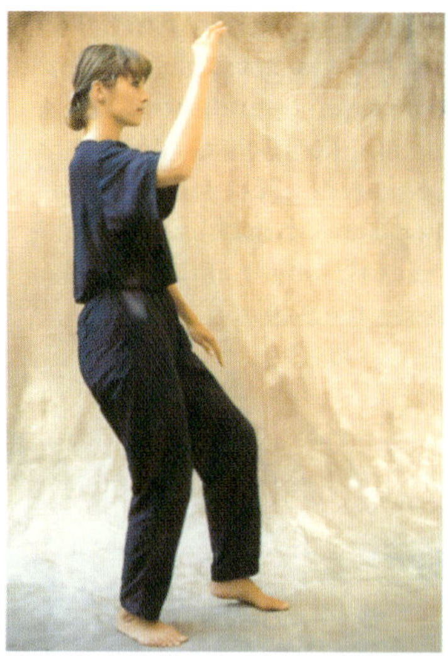

Der weiße Kranich breitet seine Flügel aus (1)

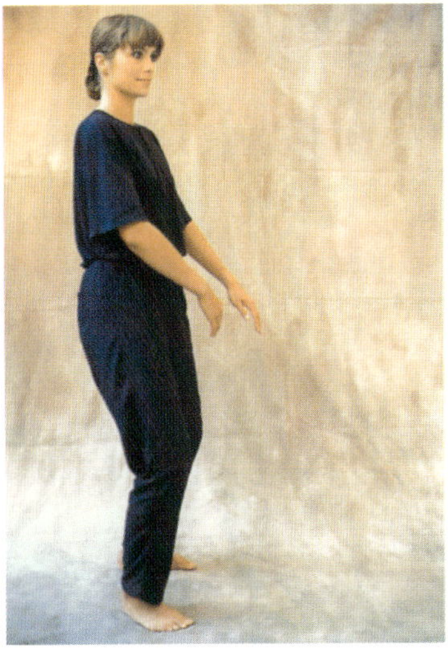

Der weiße Kranich breitet seine Flügel aus (2)

bis links neben die Hüfte, die Handfläche zeigt nach unten hinten.
Die rechte Hand folgt zunächst der linken (1). Dann steigt sie vor dem Oberkörper hoch und zieht am Gesicht vorbei bis rechts neben die Schläfe. Die Finger zeigen nach oben. Der rechte Arm dreht sich, so daß die Handfläche nach Westen ausgerichtet ist (2).

Tips zum Üben:

- Stehen Sie sicher auf dem rechten Bein und lassen Ihr linkes Bein beziehungsweise den linken Fuß locker.
- Wenn Sie das linke Bein entspannen, wird der linke Fuß von alleine in den »Katzenstand« rutschen.
- Auch wenn Sie den rechten Arm anheben, bleibt die rechte Schulter entspannt.
- Beide Hände sind etwas vor dem Körper; sie haben Sie in Ihrem Blickfeld.
- Stellen Sie sich vor, daß die Hände beziehungsweise Arme eine schützende Bewegung machen. Die linke Hand schützt den Unterleib, die rechte Oberkörper und Gesicht.
- Sie können auch einen Kranich darstellen: Der linke Flügel wird nach unten links und der rechte nach oben rechts ausgebreitet.

Figur 6: Das Knie streifen

▶ Drehen Sie sich nach rechts bis Norden. Der rechte Arm beschreibt einen Bogen gegen den Uhrzeigersinn: Die rechte Hand fällt herunter, schwingt am Unterleib vorbei und steigt wieder hoch bis etwas unterhalb der Schulterhöhe. Die Finger zeigen nach Nordosten, die Handfläche nach unten. Die linke Hand steigt und macht einen Bogen bis vor die Brust. Die Handfläche zeigt nach unten in Richtung Nordosten wie die rechte Hand (1).

Die Form des Tai Chi

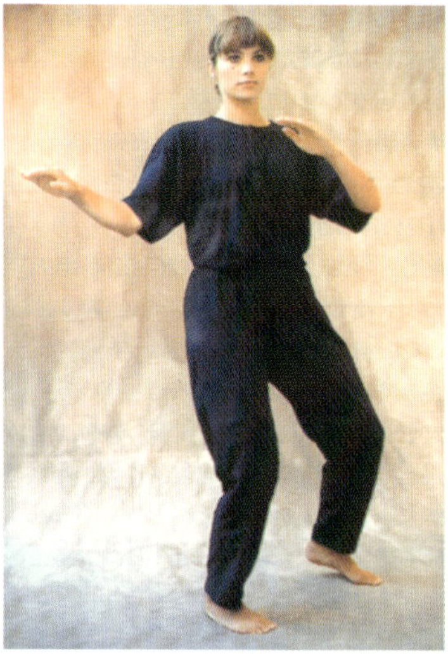

Das Knie streifen (1)

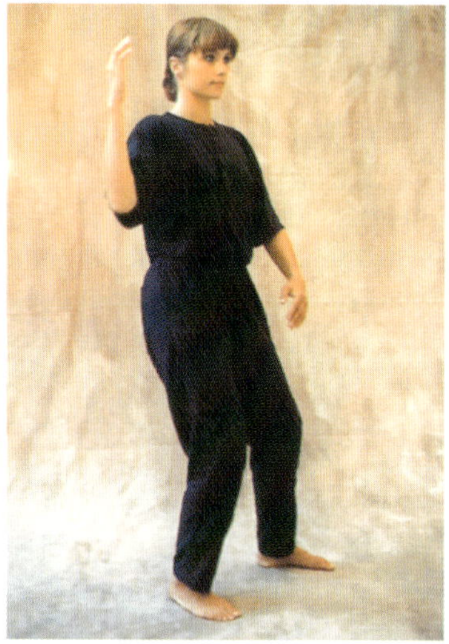

Das Knie streifen (2)

● Drehen Sie nach links bis Nordwesten. Die rechte Hand setzt ihren Bogen fort und steigt bis neben das Ohr; die Finger zeigen nach oben und die Handfläche zum Ohr. Auch die linke Hand schwingt weiter in ihrem Bogen; sie sinkt bis zum Unterleib, die Handfläche zeigt zum Körper, die Finger zeigen zum Boden (**2**).

● Machen Sie mit dem linken Fuß einen Schritt nach links, der Fuß zeigt nach Westen.

● Verlagern Sie Ihr Gewicht (70%) auf Ihr linkes Bein, und drehen Sie nach Westen (links). Gleichzeitig streckt sich der rechte Arm nach Westen (vorne), so daß die rechte Hand »nach vorne stößt«, die Handfläche zeigt nach vorne unten.

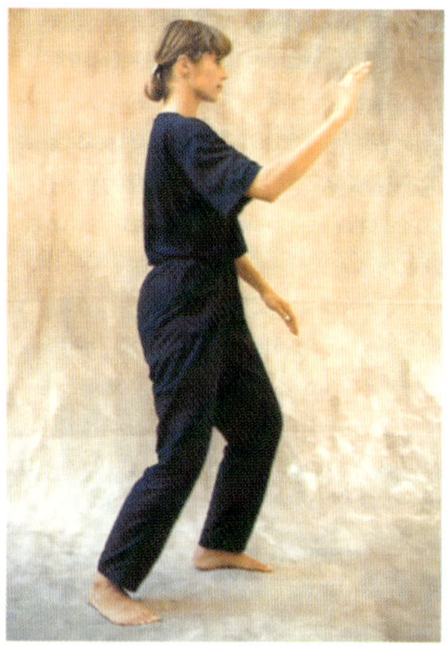

Das Knie streifen (3)

Die linke Hand schwingt am linken Oberschenkel vorbei und bleibt seitlich vor der linken Hüfte; die Handfläche zeigt nach unten hinten (**3**).

Tips zum Üben:

- Der Schritt mit dem linken Bein führt in die Schrittstellung. Setzen Sie ihn vom Gefühl her eher nach außen als nach vorne.
- Sie können sich vorstellen, daß die linke Hand beim letzten Teil Ihrer Bewegung einen Tritt in den Unterleib abwehrt, während die rechte den Angreifer wegschiebt.

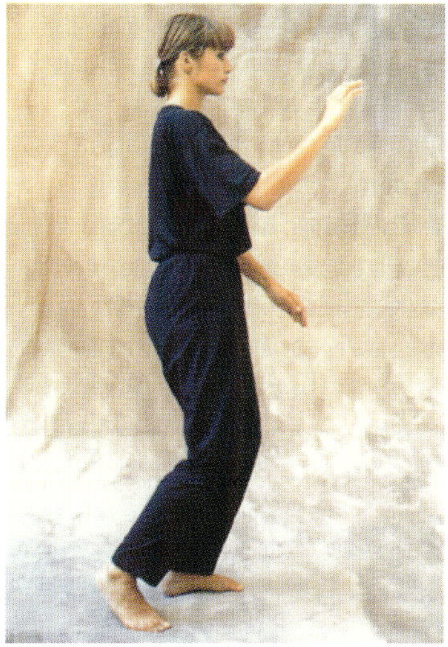

Die Laute spielen (1)

Figur 7: Die Laute spielen

▶ Verlagern Sie Ihr Gewicht (100%) auf das linke Bein, und stellen Sie den rechten Fuß ein wenig weiter nach vorne. Er bleibt hinter dem linken Fuß und zeigt weiterhin nach Nordwesten (**1**).

- Verlagern Sie Ihr Gewicht (100%) nach hinten auf den rechten Fuß; der linke Fuß rutscht dabei leicht nach rechts in den »Fersenstand«, die Zehen sind nach Westen ausgerichtet.

Dabei schwebt die linke Hand hoch, bis sie auf Kinnhöhe vor dem Körper ist. Die Finger zeigen nach vorne oben, und die linke Handfläche ist nach Norden (rechts) gerichtet.
Die rechte Hand sinkt mit einem kleinen Bogen nach links bis zum linken Ellenbogen, die Finger zeigen nach vorne, die Handfläche zeigt zum Ellenbogen hin (**2**).

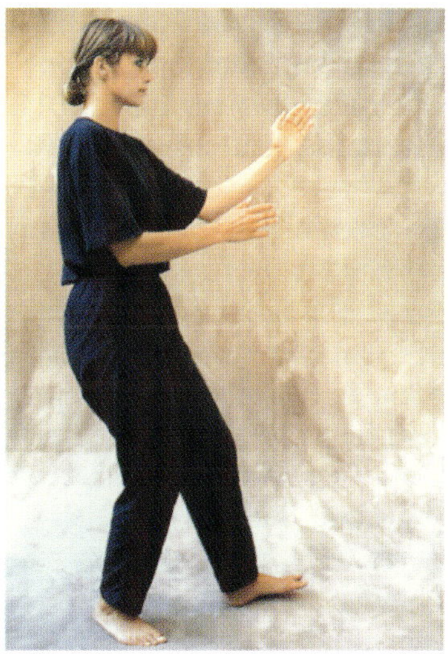

Die Laute spielen (2)

Tips zum Üben:

- Lassen Sie Ihr linkes Bein locker, nachdem Sie Ihr Gewicht nach rechts verlagert haben.
- Ihr linker Arm bildet am Ende einen großen Bogen, ist aber keinesfalls gestreckt.
- Lassen Sie Platz unter den Achselhöhlen.

Figur 8: Das Knie streifen

Diese Figur ist eine Wiederholung der Figur 6 (Seite 83/84). Die Ausgangsposition unterscheidet sich etwas in Stand und Haltung der Arme.

▶ Drehen Sie sich nach rechts bis Norden. Der rechte Arm beschreibt einen Bogen gegen den Uhrzeigersinn: Die rechte Hand fällt herunter, schwingt am Unterleib vorbei und steigt wieder hoch bis etwas unterhalb der Schulterhöhe. Die Finger zeigen nach Nordosten, die Handfläche nach unten.
Die linke Hand steigt und macht einen Bogen bis vor die Brust. Die Handfläche zeigt nach unten in Richtung Nordosten wie die rechte Hand (1).

- Drehen Sie nach links bis Nordwesten.

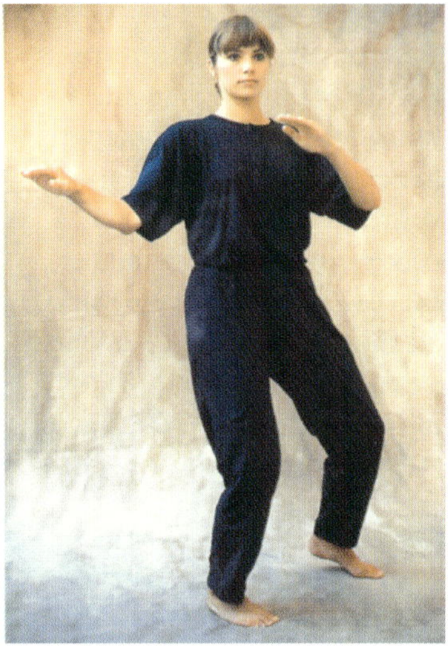

Das Knie streifen (1)

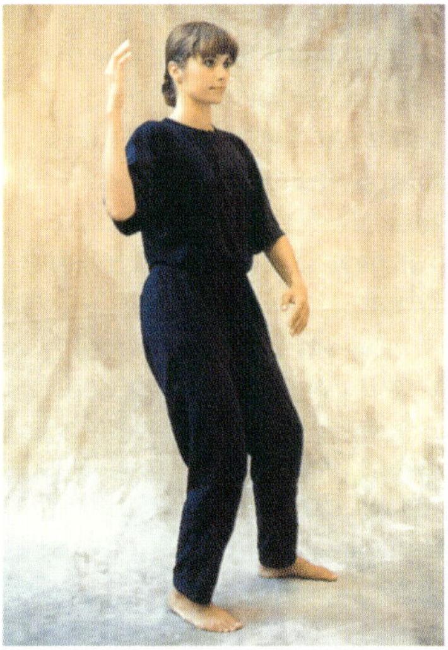

Das Knie streifen (2)

Die rechte Hand setzt ihren Bogen fort und steigt bis neben das Ohr; die Finger zeigen nach oben und die Handfläche zum Ohr.

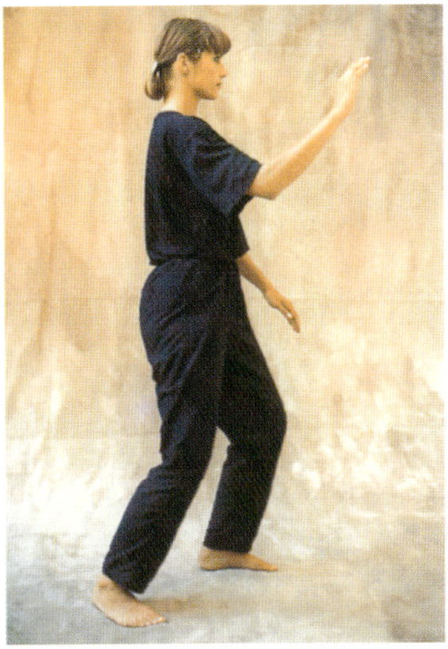

Das Knie streifen (3)

Figur 9: Schreiten, Drehen, Blocken, Fauststoß

▶ Verlagern Sie Ihr Gewicht (100%) zurück auf den rechten Fuß. Die rechte Hand sinkt auf Bauchhöhe, behält aber ihren Abstand zum Körper.

● Drehen Sie sich nach Südwesten (links), wobei der linke Fuß auf der Ferse mitdreht. Die rechte Hand sinkt weiter bis vor den Unterleib und bildet eine Faust (**1**).

Auch die linke Hand schwingt weiter in ihrem Bogen; sie sinkt bis zum Unterleib, die Handfläche zeigt zum Körper, die Finger zeigen zum Boden (**2**).

● Machen Sie mit dem linken Fuß einen Schritt nach links, der Fuß zeigt nach Westen.

● Verlagern Sie Ihr Gewicht (70%) auf Ihr linkes Bein, und drehen Sie nach Westen (links). Während der Gewichtsverlagerung und Drehung streckt sich der rechte Arm nach Westen (vorne), so daß die rechte Hand »nach vorne stößt«, die Handfläche zeigt nach vorne unten. Die linke Hand schwingt am linken Oberschenkel vorbei und bleibt seitlich vor der linken Hüfte; die Handfläche zeigt nach unten hinten (**3**).

● Setzen Sie den linken Fuß auf, und verlagern Sie Ihr Gewicht (100%) auf Ihr linkes Bein. Die rechte Faust schwingt vor dem Bauch hoch.

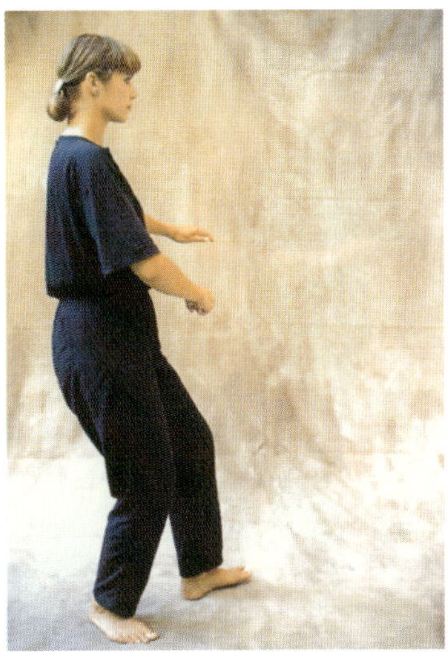

Schreiten, Drehen, Blocken, Fauststoß (1)

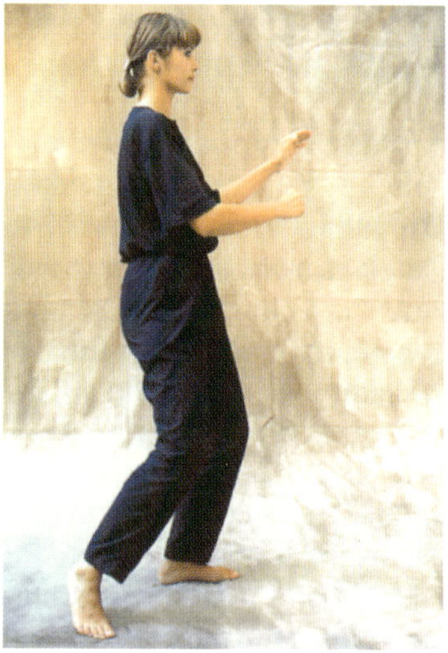

Schreiten, Drehen, Blocken, Fauststoß (2)

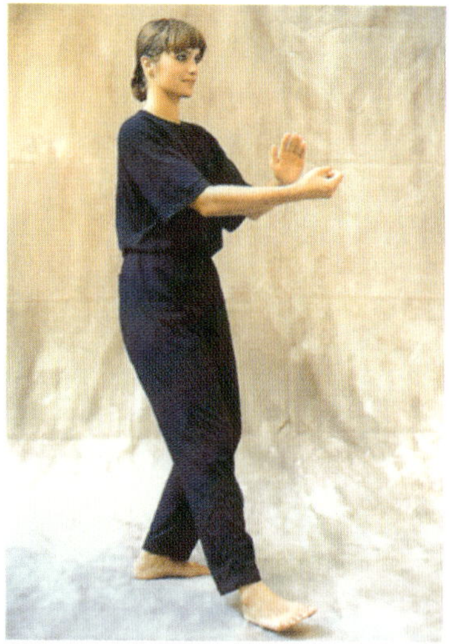

Schreiten, Drehen, Blocken, Fauststoß (3)

Die linke Hand steigt bis in Brusthöhe nach links oben und zeigt nach Süden (**2**).

● Drehen Sie nach Nordwesten (rechts), wobei der rechte Fuß einen Schritt nach vorne macht und ebenfalls nach Nordwesten ausgerichtet aufsetzt.
Die rechte Faust schwingt im Uhrzeigersinn weiter und

Schreiten, Drehen, Blocken, Fauststoß (4)

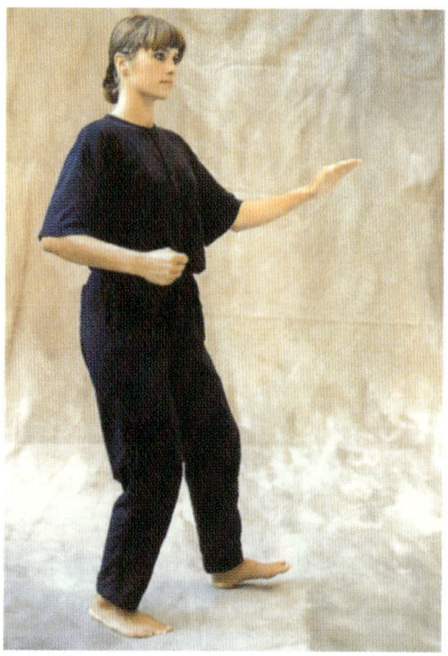

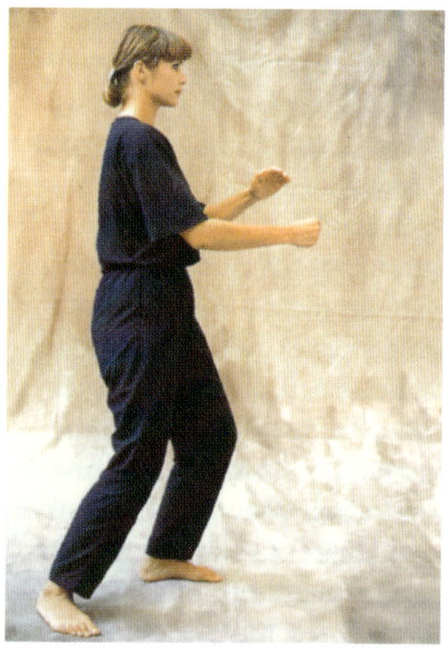

Schreiten, Drehen, Blocken, Fauststoß (5)

kommt vor dem Oberkörper nach oben; sie zeigt nach Westen, der Handrücken dreht sich nach unten.
Die linke Hand beschreibt – ebenfalls im Uhrzeigersinn – einen Bogen: Sie schwingt in einem Rechtsbogen bis oberhalb des rechten Handgelenks, die Handfläche zeigt zum rechten Handgelenk (**3**).

- Verlagern Sie Ihr Gewicht (100%) auf Ihr rechtes Bein. Der linke Fuß macht einen Schritt nach vorne und setzt in der Schrittstellung nach Westen ausgerichtet auf. Gleichzeitig kommt die rechte Faust zurück, dicht neben die rechte Hüfte. Die linke Hand schwingt etwas nach vorne (**4**).
- Verlagern Sie Ihr Gewicht (70%) nach vorne auf Ihr linkes Bein, und drehen Sie sich nach Westen. Dabei stoßen Sie die rechte Faust waagerecht nach vorne und drehen den Handrücken nach Norden (rechts). Die linke Hand nähert sich dem Körper und befindet sich in der Endposition über dem rechten Handgelenk, wobei die Handfläche nach unten zeigt (**5**).

Tips zum Üben:

- Bilden Sie eine lockere Faust.
- Der Schritt mit dem rechten Bein entspricht von der Größe her der Schrittstellung, nur ist der Fuß nicht genau nach vorne ausgerichtet, sondern steht diagonal.
- Die linke Hand und der linke Arm bewegen sich im zweiten Teil dieser Figur nur sehr wenig.

Achten Sie darauf, jeden Bewegungsaspekt einzeln für sich zu vollziehen, also nicht gleichzeitig zu drehen, das Gewicht zu verlagern oder zu schreiten.

Figur 10: Stoßen

▶ Verlagern Sie Ihr Gewicht (100%) nach hinten auf Ihr rechtes Bein. Die Hände kommen dichter an den Oberkörper heran, wobei sich die rechte Faust auflöst. Die Handflächen zeigen nach vorne unten (**1**, Seite 90).

- Verlagern Sie Ihr Gewicht (70%) bei nahezu unveränderter Position der Arme nach links vorne (**2**, Seite 90).

Tips zum Üben:

- Die Armbewegung ist ziemlich klein. Lassen Sie die Arme bei der Gewichtsverlagerung nach vorne relativ dicht vor dem Oberkörper, ohne sie auszustrecken.

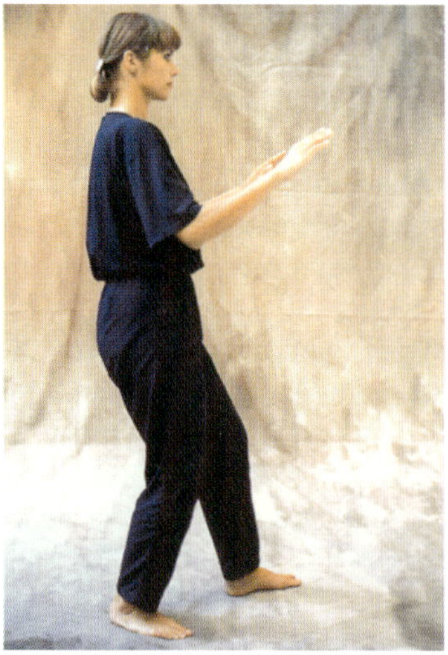

Stoßen (1)

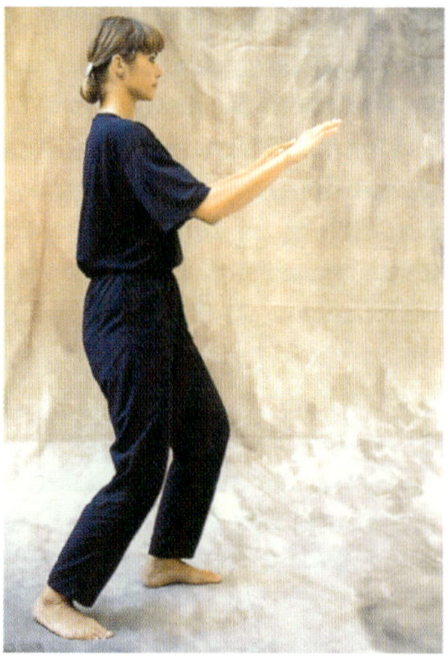

Stoßen (2)

● Konzentrieren Sie sich auf die Gewichtsverlagerung des Zentrums nach hinten und nach vorne.

Figur 11: Hände kreuzen

▶ Verlagern Sie Ihr Gewicht (100%) nach hinten auf Ihr rechtes Bein.
Dabei strecken sich die Arme etwas aus.

● Drehen Sie sich nach Norden (rechts), wobei der linke Fuß auf der Ferse mitdreht.
Dabei schwingt die rechte Hand nach rechts am Gesicht vorbei; die Finger zeigen nach oben und die Handfläche nach vorne (Norden).
Der linke Arm dreht etwas mit, bis die Hand nach Nordwesten zeigt (**1**).

● Verlagern Sie Ihr Gewicht (100%) auf Ihr linkes Bein, und setzen Sie den rechten Fuß in schulterbreiter Entfernung parallel neben dem linken auf.
Dabei beginnen beide Armen eine Kreisbewegung: Die Hände sinken Richtung Hüfte (**2**).

● Verteilen Sie das Gewicht gleichmäßig auf beide Füße.
Die Arme setzen ihre Bewegung fort: Die Hände schwingen vor dem Körper hoch bis in Schulterhöhe. Die Arme bilden vor der Brust ein Kreuz; die Handflächen zeigen zum Körper (**3**).

● Lassen Sie die Hände sinken, bis Sie die Grundhaltung erreicht haben.

Figur 11: Hände kreuzen

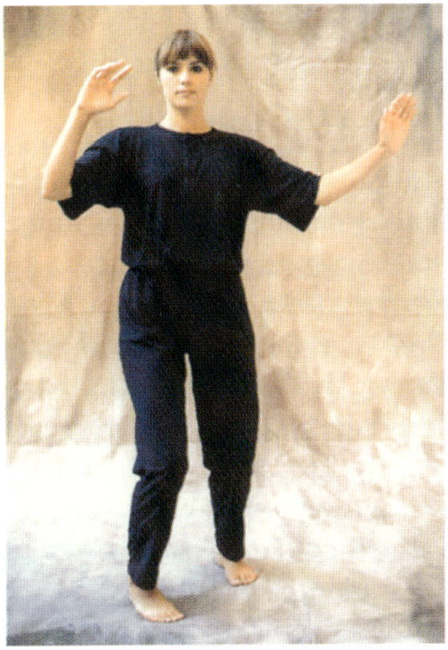
Die Hände kreuzen (1)

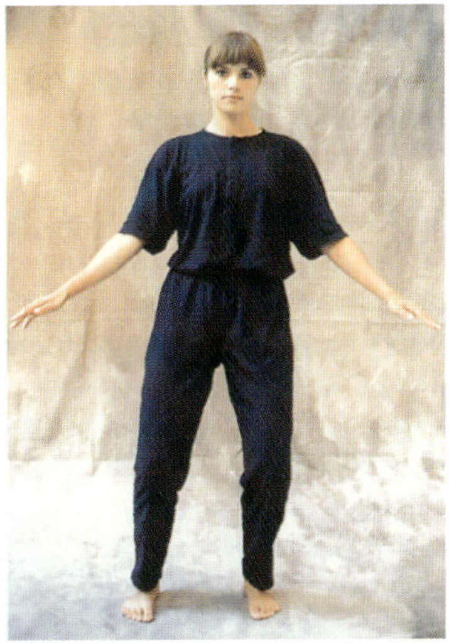
Die Hände kreuzen (2)

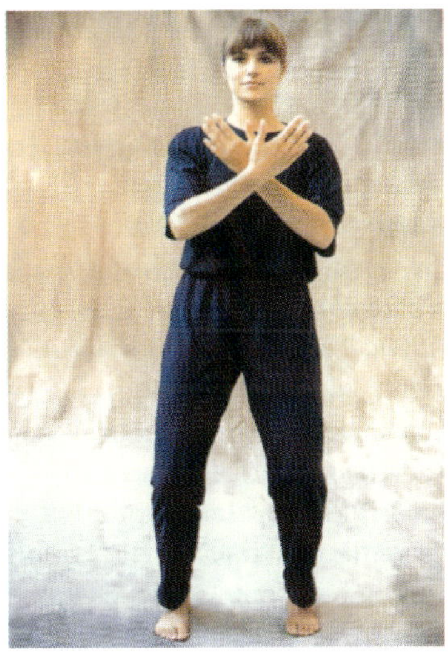
Die Hände kreuzen (3)

- Verweilen Sie in der Grundhaltung, und entscheiden Sie nach Ihrem Gefühl, wie lange Sie stehen bleiben möchten.

Tips zum Üben:
- Achten Sie darauf, daß Sie bei der Rechtsdrehung gut auf Ihrem rechten Fuß stehen.
- Lassen Sie die rechte Schulter gesunken.
- Der rechte Fuß setzt sich in die Fußstellung der Grundhaltung (Seite 30).
- Beim Kreuz spielt es keine Rolle, welcher Arm vorne ist.
- Halten Sie die Ellenbogen nicht zu dicht am Körper.

Nach dem Erreichen der Grundhaltung können Sie noch einen Durchgang anschließen, indem Sie direkt zu der Figur 2 »Den Vogel am Schwanz fassen« (Seite 74) übergehen. So können Sie beliebig viele Wiederholungen durchführen.

Zum Nachschlagen

Bücher, die weiterhelfen

Über Tai Chi

Al Huang, Chungliang, Tai Ji, In der Bewegung zu Harmonie und Lebensfreude finden, Gräfe und Unzer Verlag, München 1994.

Cheng Man-ch'ing, Ausge-wählte Schriften zu T'ai Chi Ch'uan, Sphinx Verlag, Basel 1988.

DAO Sonderheft Taijiquan, Kolibri Verlag, Norderstedt 1994.

Kobayashi, Petra, Der Weg des T'ai Chi Ch'uan, Verlag Irisiana, München 1984.

Kobayashi, Toyo/Kobayashi, Petra, T'ai Chi Ch'uan – Einswerden mit dem Tao, Verlag Irisiana, München 1989.

Lie, Foen Tjoeng, Chinesisches Schattenboxen – Tai-Ji-Quan, Falken Verlag, Niedernhausen 1989.

Lind, Gabi/Lind, Monika, Taijiquan und Qigong Lexikon, Kolibri Verlag, Hamburg 1995.

Lowenthal, Wolfe, Es gibt keine Geheimnisse, Prof. Cheng Man-ch'ing und sein Taijiquan, Kolibri Verlag, Norderstedt 1993.

Proksch, Christa, Taijiquan – Die Kunst der natürlichen Bewegung, Verlag Luchterhand, Darmstadt 1987.

Über Qi Gong

Bölts, Johann, Qigong, Heilung mit Energie, Herder Verlag, Freiburg 1994.

DAO Sonderheft Qigong, Kolibri Verlag, Norderstedt 1993.

Lie, Foen Tjoeng, Wissenswertes vom Qi-Gong, Kolibri Verlag, Norderstedt 1993.

Palos, Stephan, Atem und Meditation, Heyne Verlag, München 1985.

Schilling, Astrid / Hinterthür, Petra, Qi Gong – Der Fliegende Kranich, Windpferd Verlag, Aitrang 1989.

Schwarze, Micheline, Qigong – Gesund durch sanfte Bewegung, Gräfe und Unzer Verlag, München 1995.

Takahashi, M./Brown, Stephen, Gesundheit durch Qigong, Sphinx Verlag, Basel 1993.

Zöller, Josephine, Das Tao der Selbstheilung, O.W. Barth Verlag, Bern, München, Wien 1984.

Über Chinesische Medizin

Eisenberg, David / Wright, Thomas Lee, Chinesische Medizin – Begegnungen mit Qi, Verlag Droemer Knaur, München 1990.
Hempen, Carl-Hermann, Die Medizin der Chinesen, Goldmann Verlag, München 1988.
Kaptchuk, Ted, Das große Buch der chinesischen Medizin, Verlag O.W. Barth, Bern, München, Wien 1990.
Lie, Foen Tjoeng, Chinesische Naturheilverfahren, Falken Verlag, Niedernhausen 1986
Ots, Thomas, Medizin und Heilung in China, Verlag Dietrich Reimer, Berlin 1987.

Zur chinesischen Philosophie

Dürckheim, Karlfried Graf, Hara – Die Erdmitte des Menschen, O. W. Barth Verlag, Bern, München, Wien 1986.
Glasenapp, Hellmuth von, Die fünf Weltreligionen, Diederichs, Köln 1982.
Hoff, Benjamin, Tao Te Puh, Synthesis, Essen 1984.
Salzmann, Mark, Eisen und Seide, Knaur, München 1990
Lin Yutang, Die Weisheit des Laotse, Fischer Verlag, Frankfurt 1992.

Kontakte, die weiterhelfen

Netzwerk für Taijiquan und Qigong
Eppendorfer Landstraße 164
20251 Hamburg
Das Netzwerk ist ein bundesweiter Zusammenschluß von Tai Chi- und Qi Gong-Lehrern. Es vermittelt Lehrer in zahlreichen deutschen Städten.

Kolibri Seminare
Bartholomäusstraße 57b
22083 Hamburg
Die Kolibri Seminare veranstalten Kurse und Ausbildungen in Tai Chi und Qi Gong in Deutschland, Österreich und der Schweiz.

Viele Krankenkassen, Volkshochschulen, Sportvereine, Sportschulen und freie Einrichtungen der Erwachsenenbildung wie Stadtteilläden bieten mittlerweile Kurse in Tai Chi an.

Der Autor

Helmut Oberlack, Jahrgang 1958, studierte in Hamburg Sport, Geschichte und Pädagogik. Seit 1981 Unterricht in Tai Chi bei Christa Proksch, seit 1987 auch bei Sui Qing Bo; Unterrichtstätigkeit seit 1985, unter anderem im Fachbereich Sportwissenschaft der Universität Hamburg. Seit 1984 Fortbildung in Qi Gong. Mitbegründer des „Netzwerkes für Taijiquan und Qigong" und Chefredakteur der Zeitschrift „DAO".

010
2. Auflage
Lizenzausgabe für Gondrom Verlag GmbH, 2003

Redaktion: Doris Schimmelpfennig-Funke
Lektorat: Ilona Daiker
Fotos: Mike Masoni
Layout: Heinz Kraxenberger
Covergestaltung: Monika Hagen
Umschlagfoto: Tony Stone Bildagentur

ISBN 3-8112-2008-X